Mauro Todisco

La cronodieta

Mauro Todisco

La cronodieta

Far dimagrire
scegliendo gli orari per i pasti
e le combinazioni alimentari

tecniche nuove

tel. 02/75701 - telefax 02/7610351

ISBN 88 7081 725 3

Prima ristampa: maggio 1992
Seconda ristampa: aprile 1993
Terza ristampa: settembre 1993

Stampa: Polver, Milano

Printed in Italy

Indice

Introduzione

Le caratteristiche qualitative della dieta, e cioè la composizione e la distribuzione giornaliera dei pasti, possono influenzare il peso corporeo anche direttamente, attraverso meccanismi indipendenti dall'apporto calorico globale e quindi dalle determinanti dietetiche quantitative.
Già dalla metà degli anni Settanta alcuni studi di cronobiologia dell'alimentazione avevano evidenziato come, a parità di apporto calorico, il calo ponderale fosse differente in relazione al diverso orario di assunzione degli alimenti. H. Jacobs e colleghi, in un lavoro apparso su "Cronobiologia" nel 1975, descrivevano gli effetti che una dieta costituita da un unico pasto giornaliero normocalorico di 2000 chilocalorie esercitava sul peso in soggetti normali: in caso di assunzione mattutina degli alimenti si osservava un calo ponderale, mentre non si avevano effetti sul peso se la somministrazione dello stesso pasto avveniva la sera.
Nel 1981 Caviezel e colleghi in "Obesity: Pathogenesis and Treatment", edito da Academic Press, London, evidenziavano che,

nei soggetti obesi, la somministrazione serale di un monopasto giornaliero di 600 chilocalorie realizzava un calo ponderale più evidente rispetto a quello ottenibile con una assunzione mattutina degli stessi alimenti, e nella relazione "Effect of different timing of meals in the dietary treatment of obesity: single daily meal versus three low calorie meals" tenuta al Simposio internazionale di Diabetologia svoltosi a Bologna nello stesso anno, sempre Caviezel descriveva come, in soggetti con sovrappeso eccedente il 70 per cento del peso ideale, a un monopasto serale di 600 chilocalorie facesse seguito un calo ponderale notevole, sovrapponibile a quello ottenibile con diete molto più severe (350 chilocalorie) e comunque nettamente superiore a quello osservabile in caso di ripartizione della stessa quota calorica di 600 chilocalorie in tre pasti giornalieri.
Su questa linea di ricerca i nostri studi sono stati condotti per verificare se, a parità di calorie, avesse rilevanza la composizione qualitativa dei pasti oltre all'orario della loro assunzione. Risultando le nostre esperienze globalmente significative in tal senso, abbiamo cercato di comprendere il perché di quanto osservato; dal momento che i regimi alimentari confrontati non differivano nell'apporto calorico giornaliero, abbiamo ritenuto che il nodo del problema fosse nel diverso destino metabolico cui i cibi ingeriti andavano incontro in conseguenza delle condizioni qualitative cui era assoggettata la dieta. La successiva integrazione delle scoperte in ordine ai rapporti fra alimentazione e sistemi nervoso centrale ed endocrino, e delle conoscenze sulla regolazione neuro-ormonale del metabolismo, ci ha consentito di elaborare una interpretazione articolata dei meccanismi attraverso i quali distribuzione e composizione dei pasti influenzano il peso e di giungere alla formulazione di schemi dietetici qualitativi applicabili nel trattamento del sovrappeso corporeo.
Questa condizione, dai pochi chili in più fino all'obesità grave, affligge oltre il 70 per cento della popolazione, e la sua incidenza, nei paesi occidentali, appare destinata a crescere nonostante

sia presente, quale conseguenza di una più diffusa conoscenza dei fattori di rischio che al sovrappeso si correlano e di un culto del corpo caratteristico del nostro tempo, una aumentata richiesta di dimagramento.
Peraltro chi abbia pratica di terapia dell'obesità e, più estesamente, del sovrappeso corporeo, conosce bene quali difficoltà siano legate all'ottenimento e al mantenimento di un calo ponderale con le classiche diete ipocaloriche. Particolarmente frustranti risultano quegli arresti della discesa del peso che si realizzano nonostante l'aderenza, da parte del paziente, alle norme terapeutiche prescritte. In queste circostanze solitamente il medico è costretto a imporre una ulteriore restrizione alimentare e il paziente, se i risultati sono scarsi o assenti, matura a sua volta, a tutto svantaggio della prognosi, la convinzione dell'ineluttabilità della propria condizione.
Anche il mantenimento del peso raggiunto si rivela molto spesso difficile; sono infatti numerose le riacquisizioni ponderali che si verificano pur in assenza di una condotta alimentare eccessiva. Le misure terapeutiche adottate in questi casi, consistendo generalmente in una riduzione globale dell'apporto alimentare, sono spesso male accettate dal paziente che, disposto ad affrontare sacrifici nel periodo del dimagramento, difficilmente accetta di adottare permanentemente un regime alimentare restrittivo.
Le situazioni sopra descritte risultano penalizzanti oltre che per i pazienti anche per i terapeuti. Le difficoltà che si incontrano nel raggiungimento e, soprattutto, nel mantenimento del nuovo peso, rischiano infatti di incrinare quell'intima convinzione sulla utilità e validità della propria opera che è condizione essenziale per lo svolgimento proficuo di qualsiasi attività medica.
Anche per quanto ora esposto riteniamo che sia utile approfondire la conoscenza di misure dietetiche qualitative la cui adozione consenta di migliorare i risultati ottenibili con gli strumenti dietetici quantitativi derivanti dalla impostazione dietologica tradizionale (termodinamico-calorica).

I provvedimenti di tipo quantitativo, infatti, consistendo essenzialmente nell'applicazione di regimi più o meno ipocalorici, risultano validi nei casi di obesità legata a eccessivo consumo alimentare, ma perdono molta della loro efficacia quando dell'eccesso ponderale non è responsabile l'aumentato introito di cibo bensì l'abbassamento del costo calorico del peso, ovvero della quantità di calorie corrispondente, per ciascun individuo, a un chilogrammo di peso. Tutti conosciamo quali differenti esigenze caloriche possano caratterizzare soggetti confrontabili per età, sesso, altezza, attività lavorativa; questa diversità nel fabbisogno calorico è in stretta relazione con l'orientamento metabolico individuale.

Nelle obesità non accompagnate da iperfagia e alimentazione eccessiva il metabolismo è orientato verso l'anabolismo; sono esaltati i meccanismi di assimilazione e stoccaggio (liposintesi) dei nutrienti, mentre sono ridotti i meccanismi di dispendio energetico.

Larga parte della responsabilità di questa situazione va ai sistemi nervoso ed endocrino, i quali esercitano il ruolo di maggiore complessità nella regolazione del metabolismo; l'assetto neuro-ormonale infatti, regolando l'attività dei sistemi enzimatici, controlla le diverse reazioni metaboliche.

L'attività dei sistemi nervoso ed endocrino è a sua volta influenzata dalla composizione quali-quantitativa della dieta; le moderne acquisizioni in materia di neuroscienze hanno permesso di comprendere i meccanismi biochimici che sono alla base di questa interazione. La possibilità di modulare l'assetto neuro-ormonale attraverso l'alimentazione ha importanti implicazioni di ordine pratico; nel caso dell'eccesso ponderale è facilmente intuibile quale importanza possa rivestire, ai fini del risultato, l'adozione di una dieta la cui formulazione in ordine a composizione qualitativa e distribuzione dei pasti antagonizzi una situazione neuroendocrina a significato adipogenetico.

In questo libro vengono descritti quei provvedimenti dietetici che

trovano una applicazione nella conduzione di un programma dimagrante, e che sono supportati dalle attuali conoscenze sui correlati neuroendocrini delle principali varianti di obesità (ginoide e androide) e sulle interazioni fra alimentazione e sistemi integrativi dell'organismo.
Quanto esposto, ben lungi dall'esaurire l'argomento, vuole essere la base per un approfondimento scientifico del ruolo che la modulazione qualitativa della dieta può assumere nella pratica terapeutica.

1
Alimentazione e metabolismo

Il metabolismo intermedio

Con il termine metabolismo si intende quel complesso di reazioni biochimiche che da un lato, attraverso una serie di trasformazioni semplificative, conducono alla liberazione del potenziale energetico e plastico contenuto negli alimenti (**catabolismo**), dall'altro rendono possibile l'incorporazione, nei vari distretti dell'organismo, dei radicali semplici ottenuti nei processi catabolici (**anabolismo**).
L'intero fenomeno metabolico non potrebbe compiersi in tempi congrui alla sopravvivenza se, nei processi catabolici, anabolici o in quelli energetici, le specifiche tappe biochimiche di trasformazione degli alimenti non si svolgessero con l'ausilio catalitico di enzimi proteici altamente specializzati.

sono inseriti in un circuito caratterizzato da un flusso bidirezionale delle rispettive influenze. La composizione quali-quantitativa della dieta, modificando l'attività dei due maggiori sistemi integrativi dell'organismo, induce una situazione neuro-ormonale che, a sua volta, da un lato condiziona le successive scelte alimentari finalizzandole al mantenimento dell'omeostasi nutrizionale, dall'altro regola lo svolgimento delle reazioni metaboliche attraverso il controllo dell'attività enzimatica.
La Cronodieta si basa sulle relazioni che legano fra di loro qualità e quantità dei cibi ingeriti e fisiologia dei sistemi nervoso, ormonale ed enzimatico.

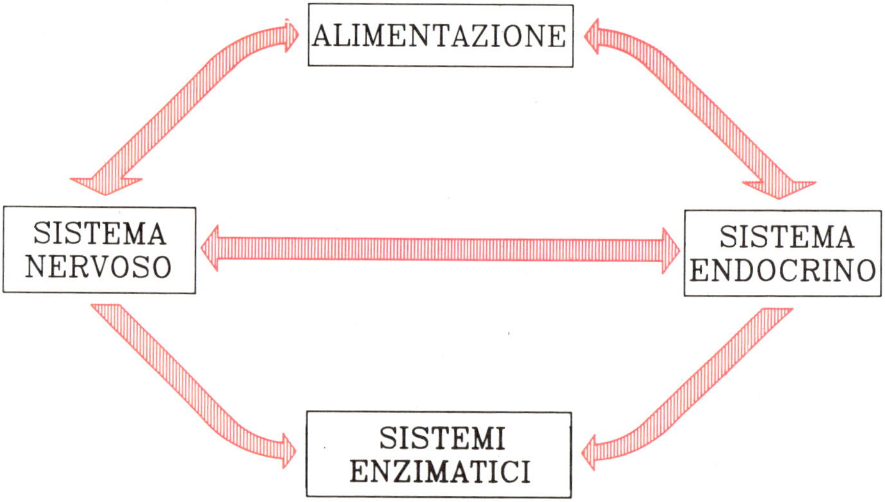

Figura 1

Dal momento che l'alimentazione è in grado di modificare l'attività di quei sistemi (SNC, SE) che controllano le reazioni enzimatiche implicate nei diversi processi metabolici, la scelta qualitativa e la distribuzione giornaliera degli alimenti vengono ope

rate in maniera da indurre una situazione neuro-ormonale che, attraverso la sua azione sul sistema enzimatico del tessuto adiposo, determini la prevalenza dell'attività lipolitica su quella liposintetica (figura 1).
Prima di trattare nel dettaglio la regolazione neuro-ormonale del metabolismo del tessuto adiposo e i provvedimenti dietetici volti a esaltare la lipolisi, vengono esposti i meccanismi attraverso i quali la dieta influenza il sistema nervoso e la funzione endocrina.

Bibliografia

Ferlito S.: *La regolazione nervosa del metabolismo*, Ed. SEU, Roma, 1985.

Fernstrom J.D., Wurtman R.J.: *Nutrizione e cervello*, Le Scienze 69:68, 1974.

Vogel H.J.: *Metabolic Regulation*, Ed. Academic Press, New York, 1971.

Weber G.: *Advances in Enzyme Regulation*, Ed. Pergamon Press, New York, 1972.

Wurtman R.J.: *Nutrienti che modificano la funzione cerebrale*, Le Scienze 166:54, 1982.

2
Alimentazione e cervello

Premesse

La vita e l'efficienza di un organismo multicellulare dipendono dall'azione coordinata delle cellule che lo compongono. A tal fine occorre che le informazioni provenienti dall'ambiente esterno e interno vengano correttamente valutate in maniera da dar luogo ad appropriate risposte.
La struttura cerebrale assolve questo compito grazie all'integrazione funzionale di miliardi di cellule nervose organizzate fisicamente secondo uno schema di collegamenti elettrici; nei diversi nuclei, circuiti e sistemi specializzati, la comunicazione fra gli elementi costitutivi, i neuroni, avviene attraverso la trasmissione di segnali elettrici.
Questi segnali, microcorrenti dell'ordine di millivolts che si pro-

pagano pressoché istantaneamente lungo la struttura neuronale, giunti a livello delle sinapsi, per la loro debole intensità, non sono in grado di superare la discontinuità della fessura intersinaptica e di diffondersi entro i neuroni coi quali sono connessi. La trasmissione dell'impulso si arresterebbe se la terminazione presinaptica non liberasse nello spazio giunzionale alcune sostanze chimiche, i neurotrasmettitori, in grado di alterare la permeabilità ionica della terminazione postsinaptica e di determinare conseguentemente la formazione di un potenziale bioelettrico.
La liberazione del mediatore chimico nello spazio sinaptico avviene quando l'arrivo di un impulso nervoso nella terminazione dell'assone dà il via a un afflusso di ioni calcio.
Le molecole di trasmettitore liberate interagiscono con i siti recettori specifici localizzati sulla membrana postsinaptica.
Una volta che una molecola di neurotrasmettitore si è legata al suo recettore, essa deve venire rapidamente inattivata; diversamente agirebbe troppo a lungo e verrebbe perso il controllo fine della trasmissione. Le fibre nervose possono infatti condurre molte centinaia di stimoli al secondo solo se la membrana postsinaptica riacquista il potenziale che possiede in fase di riposo nel giro di una frazione di millisecondo. L'inattivazione avviene a opera di enzimi agenti nello spazio intersinaptico unitamente, questo per alcuni trasmettitori, a meccanismi di trasferimento attivo che, pompando il neurotrasmettitore all'interno della membrana presinaptica, ne consentono il riutilizzo (figura 2).

Recettori

I recettori sono molecole proteiche immerse nella matrice della membrana cellulare con alcune parti che, in modo simile ad un iceberg, sporgono al di sopra e al di sotto della membrana.

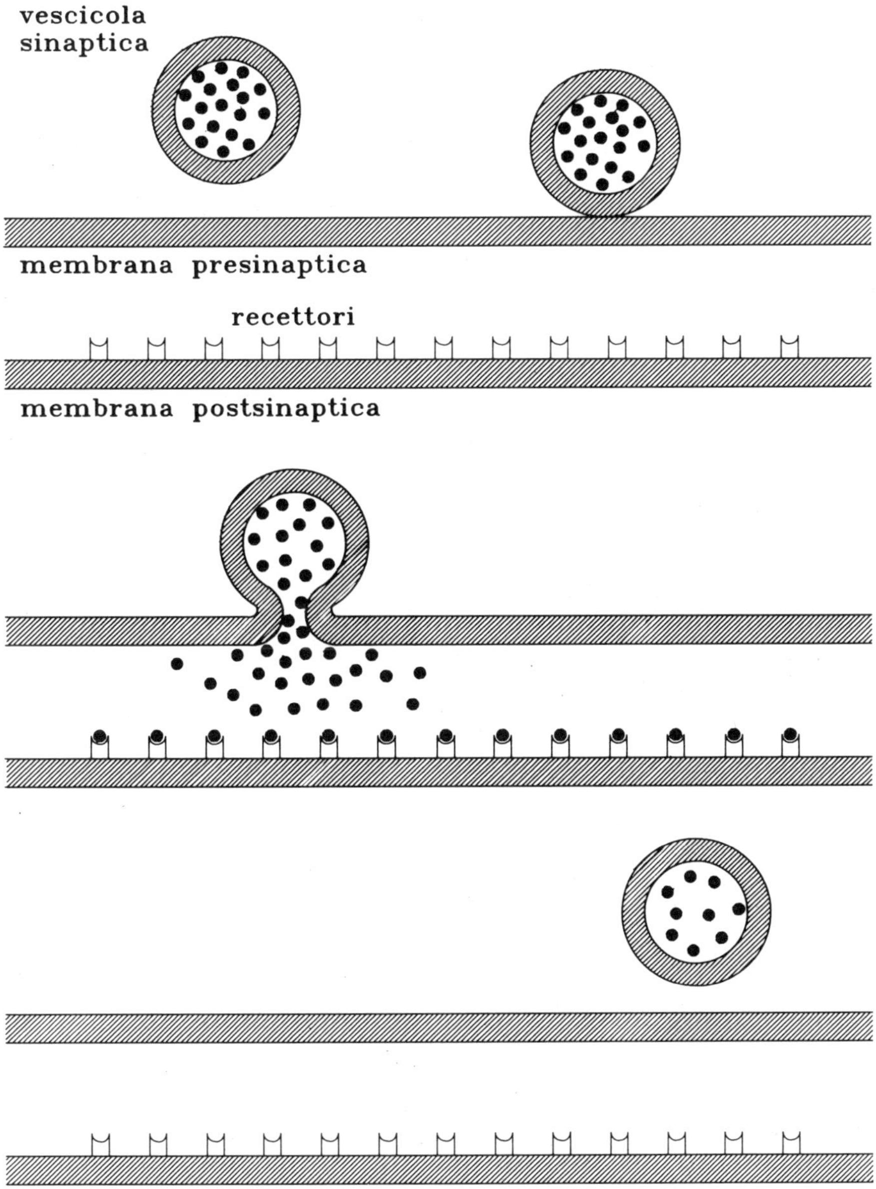
vescicola
sinaptica
membrana presinaptica
recettori
membrana postsinaptica

Figura 2

La porzione recettoriale emergente all'esterno è conformata in maniera da adattarsi perfettamente alla configurazione spaziale del trasmettitore (relazione chiave-serratura). L'interazione trasmettitore-recettore, alterando la forma tridimensionale della proteina recettrice, innesca una serie di eventi che traducono in risposta fisiologica il messaggio codificato dalla struttura del trasmettitore.
Alcuni recettori, detti **ionotropici**, presentano due componenti funzionali:

a) un sito legante il neurotrasmettitore;
b) un canale selettivamente permeabile ad alcuni ioni che attraversa la membrana.

Il legame trasmettitore-recettore, modificando la struttura della proteina recettrice, determina l'apertura del canale e il conseguente flusso di ioni ai quali il canale è permeabile, la direzione del flusso degli ioni, dipendendo dal loro gradiente intra-extracellulare; il risultato sarà un effetto eccitatorio o inibitorio in relazione agli ioni che si muovono e alla direzione del loro movimento (figura 3).

Altri recettori, definiti **metabolotropici**, trasferiscono il messaggio del neurotrasmettitore tramite un secondo messaggero.
Queste proteine recettrici sono accoppiate con l'enzima adenilciclasi che catalizza la conversione dell'ATP in AMP ciclico.
L'interazione trasmettitore-recettore provoca l'attivazione dell'adenilciclasi e l'AMP ciclico agisce sull'apparato biochimico della cellula determinando la risposta allo stimolo.
L'AMP ciclico attiva, nella cellula bersaglio, enzimi specifici chiamati chinasi. Questi enzimi catalizzano l'incorporamento di gruppi fosfato in proteine specifiche della membrana neuronale alterandone la permeabilità agli ioni e mutando conseguentemente il livello di eccitabilità della cellula bersaglio (figura 4).

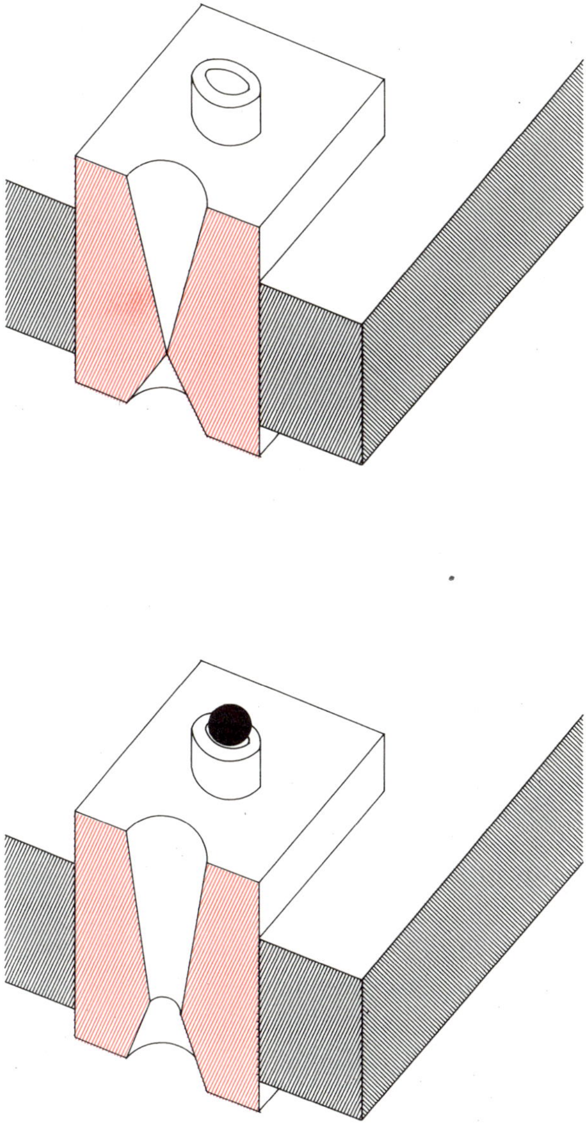

Figura 3

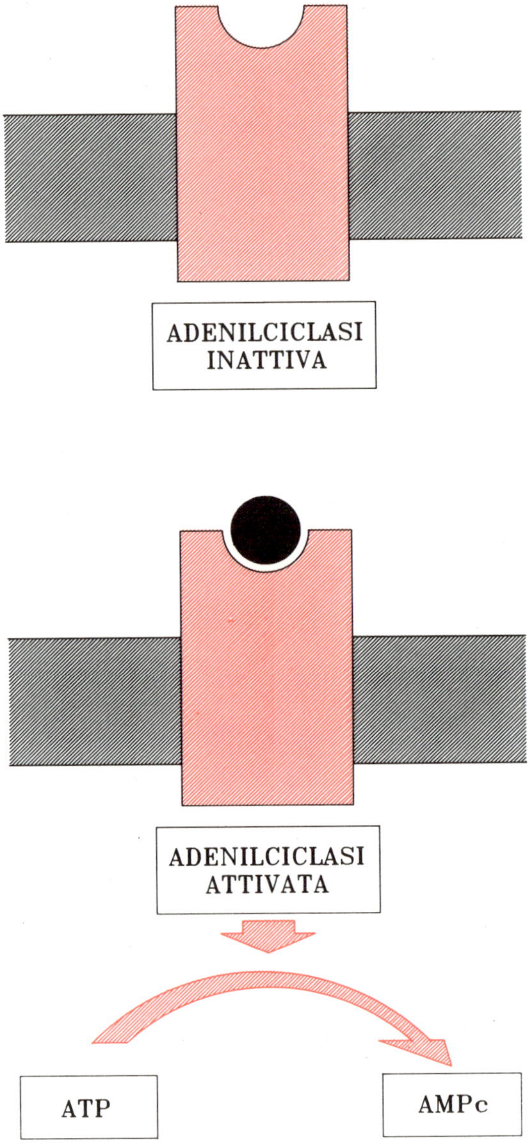

Figura 4

Neurotrasmettitori

Una sostanza chimica è classificata come neurotrasmettitore se:

a) le fibre nervose posseggono gli enzimi capaci di produrla;
b) la stimolazione delle fibre ne determina il rilascio;
c) è in grado di reagire con un recettore postsinaptico specifico e produrre in conseguenza di ciò una risposta di tipo biologico;
d) la sua interazione col recettore è interrotta da specifici meccanismi di inattivazione in un intervallo di tempo fisiologico.

Sono da considerare neurotrasmettitori:

1) amine biogene: adrenalina (A), noradrenalina (NA), dopamina (DA), serotonina (5HT);
2) acetilcolina;
3) aminoacidi: GABA, glicina, taurina, acido glutammico, acido aspartico.

Neuromodulatori

È un termine adottato per indicare quelle sostanze endogene neuroattive che, pur non presentando le caratteristiche dei neurotrasmettitori, sono in grado di influenzare la funzione neuronale in maniera specifica e intensa.
Molte di queste sostanze presentano una struttura proteica (peptidi cerebrali); il loro numero è andato progressivamente aumentando reperendo via via nel sistema nervoso centrale (SNC) ormoni ipofisari (GH, ACTH e peptidi correlati, prolattina, vasopressina, eccetera), steroidi, encefaline, endorfine e altre sostanze presenti anche a livello gastrointestinale o in altri distretti peri-

ferici (gastrina, VIP, somatostatina, insulina, sostanza P, angiotensina, colecistochinina eccetera). Neurotrasmettitori e neuromodulatori costituiscono insieme il gruppo dei neuroregolatori.

Comportamento alimentare: il modello neurochimico

Il comportamento alimentare è il risultato dell'integrazione di una rete di sistemi neurochimici.
Il cervello è in grado di dirigere il comportamento alimentare sia in relazione alla quantità che alla qualità del cibo ingerito; opera cioè una selezione dei nutrienti scegliendo quelli che più opportunamente sono in grado di soddisfare i segnali metabolici dell'organismo.
Questa attività è il frutto di un equilibrio funzionale fra centro e periferia che si attua sulla base di uno scambio di messaggi neuroumorali e neurotrasmettitoriali. A loro volta le reti neurochimiche che controllano l'alimentazione risultano influenzate dalla composizione quali-quantitativa della dieta.

Neuroregolatori e alimentazione

Neurotrasmettitori

Adrenalina (A) e Noradrenalina (NA)

I sistemi adrenergici esercitano una duplice azione sul controllo dell'assunzione del cibo:

a) una azione di stimolo della fame, esercitata da recettori α-adrenergici localizzati nel nucleo paraventricolare dell'ipotalamo;
b) una azione inibitoria sulla fame attraverso lo stimolo di recettori β_2-adrenergici localizzati nell'ipotalamo perifornicale.

Le aree ipotalamiche sopra citate ricevono una ricca innervazione adrenergica attraverso le vie del tratto centrale tegmentale. La porzione dorsale del tratto è diretta al nucleo paraventricolare, quella ventrale all'area perifornicale. Oggi si ritiene che il tratto centrale tegmentale trasmetta informazioni nutrizionali relative al metabolismo dei carboidrati; a questo proposito studi recenti depongono per un coinvolgimento della noradrenalina, oltre che nei meccanismi di attivazione e di inibizione della fame, anche nella selezione di macronutrienti. La NA, infatti, indirizza le scelte alimentari verso il consumo di carboidrati.

Serotonina (5HT)

L'ipotalamo riceve una ricca innervazione serotoninergica ascendente dai nuclei del rafe mesencefalico attraverso la porzione mediale del fascicolo mediano prosencefalico.
La sperimentazione ha mostrato che la serotonina determina una inibizione del consumo del cibo; iniezioni di 5HT nel nucleo paraventricolare antagonizzano la risposta alimentare indotta dalla noradrenalina, mentre lesioni del nucleo B8 del rafe mesencefalico o di vari segmenti del fascio mediale prosencefalico, attraverso una deplezione di serotonina cerebrale, conducono a iperfagia e ad aumento di peso.
La 5HT determina, oltre a modificazioni quantitative nell'assunzione del cibo, un consumo alimentare orientato verso le proteine. Coerente con tale azione si rivela l'effetto di farmaci serotoninergici, i quali diminuiscono la quantità globale delle ingesta a scapito dei carboidrati, mentre pressoché immodificato resta il consumo di proteine.

Dopamina (DA)

Proiezioni dopaminergiche sono presenti a livello dell'ipotalamo laterale.
Qui si ritiene che la dopamina svolga una azione inibente sulla fame. Il ruolo dei sistemi dopaminici, sicuramente coinvolti nel meccanismo d'azione di farmaci anoressanti dopaminergici presinaptici (anfetamine e derivati), è comunque da approfondire. Probabilmente esistono distinti gruppi di neuroni dopaminergici con effetti differenti.

Acetilcolina

Allo stato attuale non esistono certezze circa il ruolo svolto dai sistemi colinergici nella alimentazione.

GABA

Gli studi condotti su questo neurotrasmettitore hanno evidenziato che esistono neuroni gabaergici diversi, probabilmente interferenti con i sistemi adrenergici e serotoninergici ipotalamici. È stato provato che iniezioni di GABA nei pressi del nucleo paraventricolare aumentano la risposta alimentare, mentre nelle vicinanze dell'area perifornicale hanno effetti opposti. Ciò depone a favore di un coinvolgimento gabaergico nel sistema noradrenergico che regola l'alimentazione. Altri esperimenti depongono per una relazione fra attività gabaergica e serotonina.

Neuromodulatori

Colecistochinina (CCK)

Si ritiene che la liberazione di questo ormone indotta dagli stimoli che precedono l'assorbimento del cibo costituisca un meccanismo per la sazietà. Se iniettata perifericamente, la CCK inibisce l'alimentazione in maniera dipendente dalla dose iniettata. Pur essendo tuttora da definire ruoli ed importanza della CCK periferica e cerebrale, si ritiene che la sua azione a livello del SNC si esplichi attraverso una modulazione dei sistemi noradrenergici convergenti a livello ipotalamico.

Peptidi oppiacei endogeni (POE)

L'iniezione nell'ipotalamo ventromediale di β-endorfina è in grado di favorire il consumo di cibo orientandolo verso il consumo di proteine e grassi.
Alcuni polipeptidi pancreatici, e cioè il neuropeptide y (NPY) e il peptide yy, esercitano una azione di stimolo sulla fame orientandola verso il consumo di carboidrati.

Neurotensina, calcitonina, e alcune prostaglandine (PGE1-PGF2) determinano una riduzione dell'assunzione di cibo (figura 5).

È necessario che tutti i dati relativi alle diverse sostanze in grado di influenzare il comportamento alimentare vengano organizzati in modelli cerebrali che siano idonei a spiegare logicamente come si realizza il controllo dell'assunzione del cibo a breve e a lungo termine.
Al momento, nel controllo a breve termine appaiono prioritari i ruoli svolti dalle principali monoamine (noradrenalina, dopamina, serotonina).
La comprensione del controllo a lungo termine suggerisce invece l'esistenza di un orologio biologico e diverse prove sperimentali coinvolgono i nuclei sovrachiasmatici in questa funzione. I nuclei sovrachiasmatici sono provvisti di numerose terminazioni serotoninergiche; si ritiene che fluttuazioni cicliche della 5HT o alterazioni del metabolismo della 5HT costituiscano la base neu-

nergiche della pineale, la liberazione di noradrenalina che, interagendo con recettori β-metabolotropici attiva rapidamente la sintesi di melatonina. Al contrario la luce diminuisce la frequenza di scarica delle fibre simpatiche che raggiungono la pineale, determinando una caduta dei livelli circolanti di melatonina.
L'effetto terapeutico della fototerapia potrebbe essere in rapporto con le variazioni del ritmo circadiano della melatonina che tale terapia determina. A sua volta la melatonina potrebbe interagire con quei circuiti ipotalamici serotoninergici coinvolti nella determinazione quali-quantitativa della dieta (figura 6).

Il cervello sa cosa mangiamo

Anche nella sindrome premestruale (PMS) e nella obesità da eccessivo consumo di carboidrati (CCO), si verificano disturbi ciclici dell'umore e dell'appetito. In entrambi i casi la fame ansiosa ricorre ciclicamente nel tardo pomeriggio e nella prima serata. La provata efficacia di trattamenti serotoninergici ha fatto ipotizzare una azione inibitoria sui sistemi cerebrali a 5HT a opera di sostanze in grado di esercitare una azione neuromodulatrice; nel caso della PMS potrebbe trattarsi di ormoni ovarici, mentre nessuna ipotesi è stata formulata per la CCO.
In ogni caso appare esistere, nelle tre sindromi sopra citate (SAD, PMS e CCO), un anomalo funzionamento del meccanismo retroattivo serotoninico che informa il cervello dell'avvenuta assunzione di carboidrati.
Se infatti i sistemi neuroregolatori sono in grado di determinare la composizione quali-quantitativa della dieta, qualità e quantità dei cibi ingeriti, a loro volta, influenzano la neurochimica responsabile del comportamento alimentare.
Queste correlazioni sono state ampiamente descritte da Judith e Richard Wurtman.

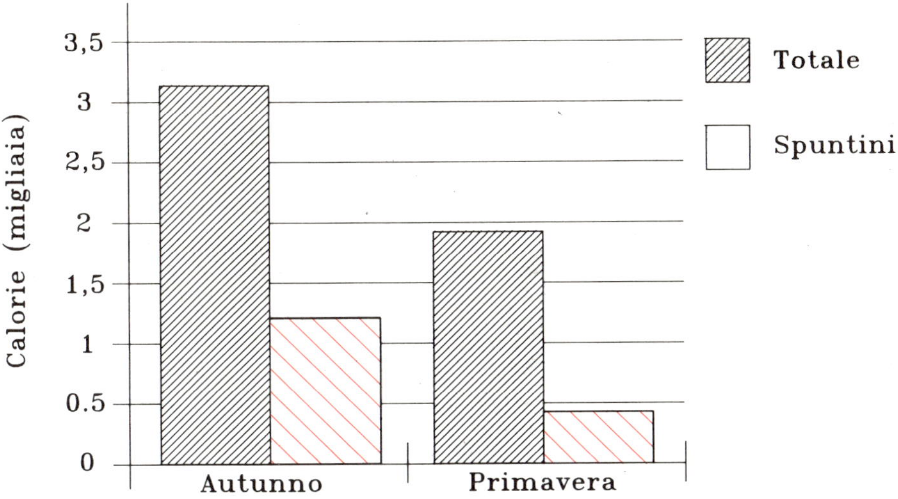

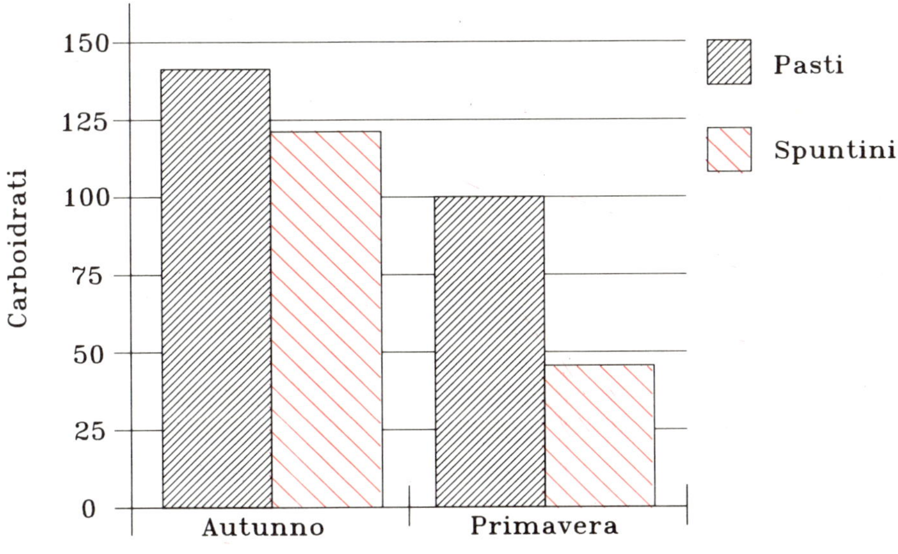

Figura 6 - Variazione stagionale delle calorie e dei carboidrati consumati sotto forma di spuntini dalle persone affette da SAD.
(Tratto da *Carboidrati e depressione* di R.J. e J.J. Wurtman, Le Scienze n. 247 Marzo 1989).

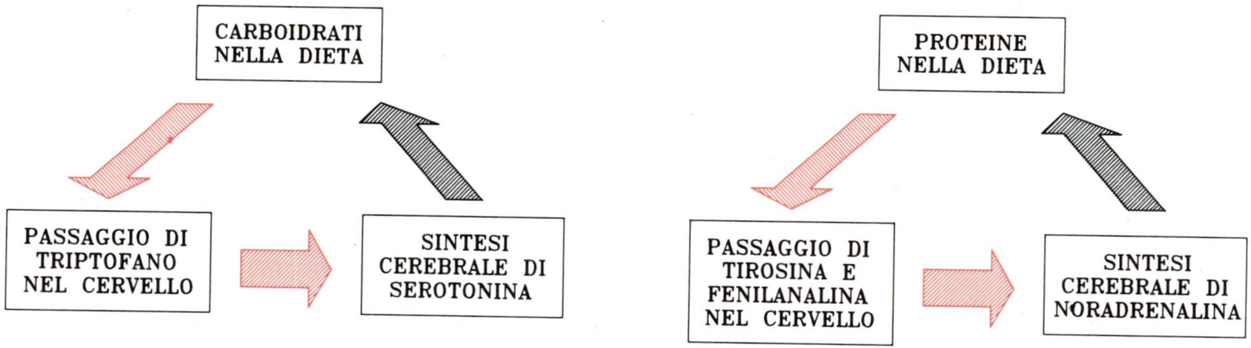

Figura 7 - Esempi di circuiti che illustrano come la composizione qualitativa della dieta influenza le successive scelte alimentari. Si noti come all'assunzione di carboidrati e proteine faccia rispettivamente seguito un aumento della concentrazione di 5HT e di NA (frecce rosse) e come questi neurotrasmettitori inibiscano (freccia nera) il consumo degli stessi alimenti che ne favoriscono la sintesi.

Pasti a elevato tenore proteico sono seguiti da una elevazione della concentrazione ematica di aminoacidi neutri fra cui la tirosina e la fenilalanina, le quali, trasportate da un vettore a bassa affinità, attraversano la barriera ematoencefalica dando luogo alla sintesi di quei neurotrasmettitori di cui sono precursori (dopamina e noradrenalina).
A sua volta l'attivazione adrenergica orienta il consumo alimentare verso i carboidrati. È questo un esempio di circuito chiuso in cui la dieta influisce sul consumo di cibo.
Pasti ricchi in carboidrati determinano al contrario il passaggio attraverso la barriera ematoencefalica del triptofano, aminoacido neutro a partire dal quale, per successive reazioni enzimatiche, gruppi di neuroni sintetizzano la serotonina. Il livello di serotonina, a sua volta, rientra in un meccanismo di retroazione che influenza la quantità di carboidrati ingerita (figura 7).

Bibliografia

Axerold J.: *I neuromediatori*, Le Scienze 74:42, 1974.

Blundell J.E.: "Problems and Processes Underlying the Control of Food Selection and Nutrient Intake", in Wurtman R.J. and Wurtman J.J.: *Nutrition and the Brain*, Raven Press, New York, 1983.

Blundell J.E., Latham C.J.: "Pharmacology of Food and Water Intake", in Cooper S., Brown K.: *Chemical Influences on Behaviour*, Academic Press, London, 1979.

Elliott G.R., Barchas J.D.: "Changing Concepts about Neuroregulators: Neurotransmitters and Neuromodulators", in De Wied D., Von Keep P.A.: *Hormones and the Brain*, MTP Press, 1980.

Hoebel B.G., Leibowitz S.F.: "Brain Monoamines in the Modulation of Self-Stimulation, Feeding, and Body Weight", in Weiner H.A., Hofer M.A., Stunkard A. J.: *Brain, Behaviour and Bodily Disease*, Raven Press, New York, 1981.

Hokfelt T., Johansson O., Ljngdahl A., Lundberg J.M., Schultzberg A.: *Peptidergic Neurones*, Nature 283:652, 1980.

Krieger D.T., Martin J.B.: *Brain Peptides*, New England J. Med. 304:876, 1981.

Iversen L.L.: *La chimica del cervello*, Le Scienze 135:74, 1979.

Morley J.E., Levine A.S., Gosnell B.A., Krahn D.D.: *Peptides as Central Regulators of Feeding*, Brain Research Bulletin 14:511, 1985.

Nathanson J.A., Greengard P.: *Secondi messaggeri nel cervello*, Le Scienze 113:98, 1978.

Sved A.F.: "Precursor Control of the Function of Monoaminergic Neurons", in Wurtman R.J., Wurtman J.J.: *Nutrition and the Brain*, Raven Press, New York, 1983.

Wurtman R.J.: *Nutrienti che modificano la funzione cerebrale*, Le Scienze 166:54, 1982.

Wurtman R.J., Growdon J.H.: "Dietary Enhancement of CNS Neurotransmitters", in Krieger D., Hughes J.: *Neuroendocrinology,* H.P. Publishing Co., New York, 1980.

Wurtman R.J., Hefti F., Melamed E.: *Precursor Control of Neurotransmitter Synthesis*, Pharm. Rev. 32:315, 1980.

Wurtman R.J., Wurtman J.J.: *Carboidrati e depressione*, Le Scienze 247:58, 1989.

3
Alimentazione e ormoni

Dieta e fattori ipotalamici

La composizione quali-quantitativa della dieta influenza anche la produzione ormonale. È noto che nell'attività del SE un ruolo primario spetta ai Releasing e Inhibiting Factors; questi peptidi, prodotti da neuroni secretori ipotalamici, vengono immessi nelle venule del sistema porto ipofisario e raggiungono per tale via la ghiandola pituitaria regolandone la produzione ormonale. Attraverso la regolazione della secrezione delle tropine anteroipofisarie i neuroormoni ipotalamici controllano, di fatto, anche l'attività delle ghiandole endocrine periferiche (tiroide, surrenali, gonadi).

La produzione dei Releasing e Inhibiting Factors è influenzata da una complessa rete nervosa che fa convergere sui neuroni secretori ipotalamici stimoli di natura metabolica, endocrina, ambientale e psicologica.

La trasduzione degli stimoli vede coinvolti nel ruolo di messaggeri biochimici sia i classici neurotrasmettitori centrali (NA, DA, 5HT, eccetera) sia sostanze in grado di modulare la trasmissione nervosa (peptidi oppiacei endogeni, peptidi periferici, ormoni, eccetera). Dal momento che la qualità e la quantità dei cibi ingeriti modificano la neurochimica cerebrale, l'alimentazione, attraverso una azione diretta sul tono dei neurotrasmettitori centrali, può modificare la sintesi e la secrezione di neuroormoni ipotalamici e influenzare di conseguenza l'intero sistema endocrino.

Alimentazione e funzione riproduttiva

I problemi endocrino-ginecologici (cicli anovulatori, amenorrea) che spesso si associano ad alcune condotte dietetiche fortemente restrittive (diete ipocaloriche rigide) o caratterizzate da un apporto calorico normale ma scarso in proteine (diete vegetariane), sono una espressione clinica evidente dello stretto legame che lega fra loro alimentazione e SE.
I messaggi relativi allo stato nutrizionale indotto da questi moduli alimentari vengono interpretati dai sistemi integrativi dell'organismo (SNC, SE) come indicativi di una situazione sfavorevole ai fini della riproduzione e tali da richiedere l'inibizione della funzione riproduttiva.

Dieta e asse ipotalamo-ipofisi-gonadi

I neuroni ipotalamici produttori di LHRH ricevono diversi input aminergici, alcuni dei quali stimolatori (NA) e altri inibitori (5HT).

Una importante modulazione in senso inibitorio è svolta dai peptidi oppiacei endogeni (POE) attraverso una azione in gran parte mediata da una riduzione del tono noradrenergico.
Il picco ovulatorio di LH è determinato da un feedback positivo degli estrogeni che, secondo numerose evidenze sperimentali, si esplica a livello ipotalamico con la mediazione dei neuroni noradrenergici centrali.
È evidente, in relazione a quanto esposto, l'importanza del tono noradrenergico nel funzionamento dell'asse ipotalamo-ipofisi-gonadi.
L'insufficiente apporto di proteine che caratterizza i regimi dietetici prima citati si traduce, a livello centrale, in una diminuita sintesi di NA cerebrale. La caduta del tono noradrenergico determina il prevalere dell'effetto esercitato dai peptidi oppiacei, i quali, inibendo la secrezione ritmica di LHRH a metà ciclo, bloccano il picco ovulatorio di LH.
È probabile che la NA rappresenti più estesamente un trasduttore biochimico della negativizzazione del bilancio azotato; questa ipotesi spiegherebbe l'inibizione della funzione riproduttiva che consegue anche a regimi alimentari ipocalorici ma normoproteici (figure 8 e 9).

Ritmi biologici e alimentazione

Ogni evento che ha un andamento ricorrente dà luogo a un ritmo; se l'evento si ripete a intervalli regolari il ritmo che lo caratterizza assume un andamento oscillatorio e può essere descritto precisandone il periodo, la frequenza e l'ampiezza.
Il periodo (τ) corrisponde al tempo che separa due eventi identici successivi e si identifica con la durata di un ciclo completo.
La frequenza è l'inverso del periodo ($1/\tau$); pertanto, quanto minore sarà il periodo tanto maggiore sarà la frequenza e viceversa.

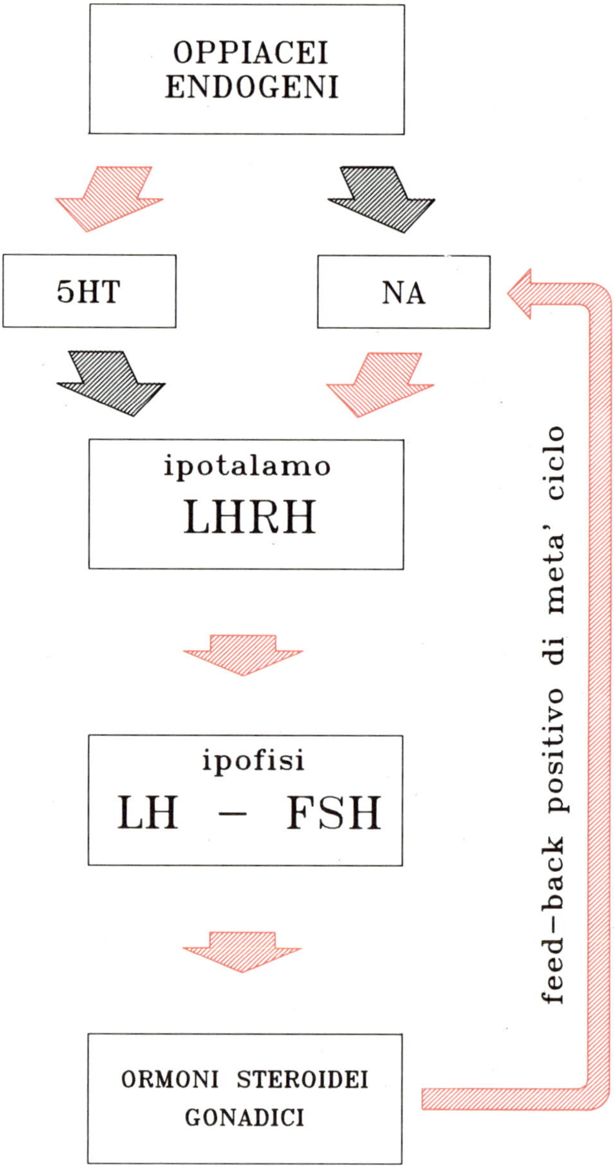
OPPIACEI
ENDOGENI
5HT
NA
ipotalamo
LHRH
ipofisi
LH – FSH
ORMONI STEROIDEI
GONADICI
feed-back positivo di meta' ciclo

Figura 8

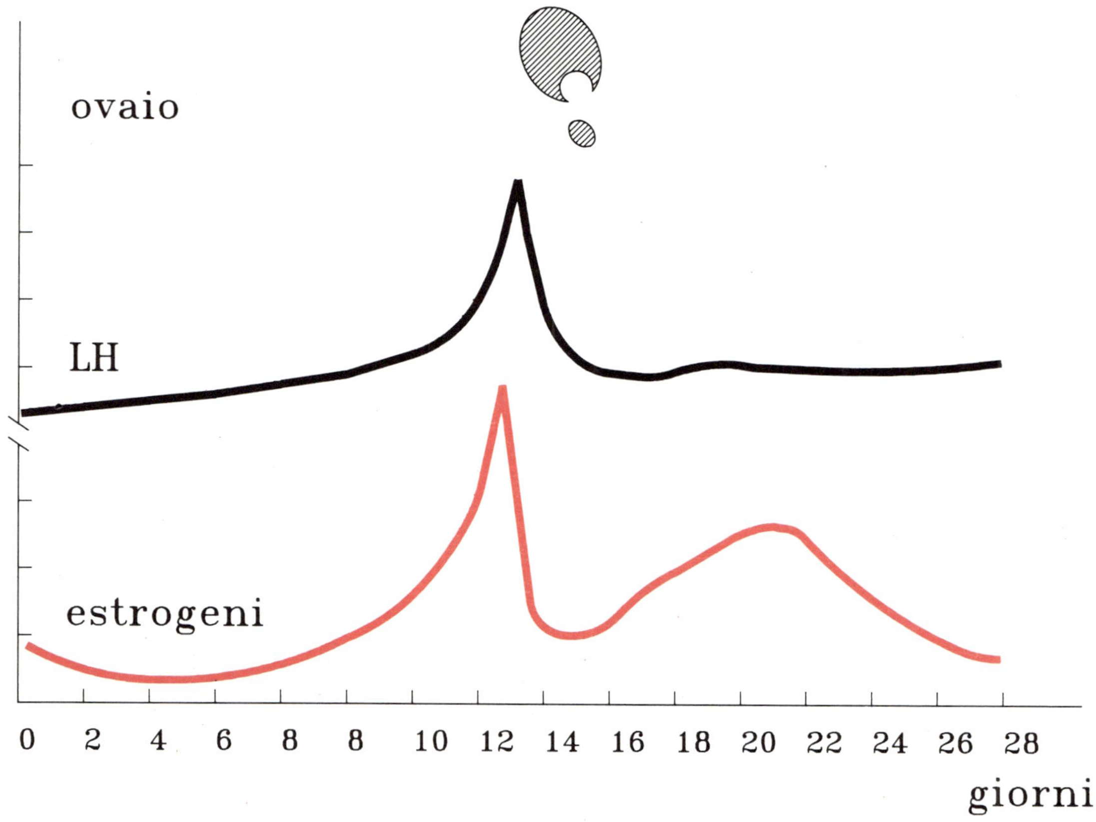

Figura 9 - Andamento dei tassi plasmatici di estrogeni e di LH durante un ciclo mestruale normale. Si noti come al picco di estrogeni faccia seguito quello dell'LH e a quest'ultimo l'ovulazione.

L'ampiezza definisce quantitativamente i cicli oscillatori e, di conseguenza, il ritmo cui i cicli appartengono.
Numerosissime funzioni dell'organismo oscillano ritmicamente; il ritmo biologico che le caratterizza viene diversamente denominato in relazione al periodo τ ; avremo così:

a) ritmi circannuali nei quali la durata di un ciclo completo è di circa 12 mesi;
b) ritmi circamensili con periodo di circa 30 gg.;
c) ritmi circadiani con periodo di circa 24 ore;
d) ritmi ultradiani con periodo inferiore alle 20 ore (tabella 1).

I ritmi circadiani sono sicuramente quelli più conosciuti; essi sono sincronizzati sul movimento della terra attorno al suo asse e hanno un evidente significato adattativo in quanto consentono l'inserimento ottimale dell'organismo nell'ambiente. Così, ad esempio, per il ciclo riposo-attività, nelle specie diurne l'attività si concentra nelle ore di luce, mentre in quelle notturne nelle ore di buio. A fungere da sincronizzatore è proprio l'alternanza luce (L)-buio (B); attraverso un sottile fascio nervoso che col-

Tabella 1

RITMI BIOLOGICI		
PERIODO	DEFINIZIONE	ESEMPI
12 ± 2 mesi	circannuale	prolattina testosterone
30 ± 5 giorni	circamensile	ciclo mestruale ormoni della riproduzione
20 ± 4 ore	circadiano	ritmo sonno-veglia cortisolo
< 20 ore	ultradiano	battito cardiaco ormone somatotropo

lega la retina con l'ipotalamo (fascio retino-ipotalamico), il fotoperiodismo viene captato dai nuclei sovrachiasmatici, strutture cerebrali che nei mammiferi costituiscono l'orologio biologico dominante (figura 10).
Oltre che sui livelli di luminosità ambientale, questi nuclei ricevono informazioni sullo stato di attività o riposo dell'organismo attraverso vie nervose connesse con i meccanismi di attivazione della formazione reticolare. In relazione alle diverse informazioni che su di essi convergono, i nuclei soprachiasmatici generano segnali ritmici che vengono trasmessi al sistema endocrino utilizzando le vie nervose che collegano l'orologio biologico con i neuroni ipotalamici produttori dei Releasing e Inhibiting Factors. In questo modo la produzione ormonale ipofisaria e quella delle ghiandole endocrine periferiche sottostanno a sofisticati programmi ritmici.
La capacità dei nuclei soprachiasmatici di dare origine a oscillazioni ritmiche è in rapporto con la loro attività metabolica, attività che fluttua autonomamente con un ritmo giornaliero indicativo di un vero e proprio ritmo circadiano; questo ritmo, già presente alla nascita, può essere evidenziato misurando il consumo di glucosio radioattivo.
Anche altre funzioni di questi nuclei sono ritmiche; i livelli di 5HT e di NA, ad esempio, crescono e diminuiscono ritmicamente; analoghe oscillazioni non sono riscontrabili negli altri nuclei ipotalamici che circondano i nuclei sovrachiasmatici.
Dal momento che la lesione dei nuclei sovrachiasmatici blocca o desincronizza numerose funzioni ritmiche dell'organismo, si ritiene che queste strutture ipotalamiche costituiscano nell'uomo, e in genere nei mammiferi, il principale sistema segnatempo (pacemaker); tuttavia esistono altre aree del sistema nervoso, alcune delle quali localizzabili nel sistema limbico, nella formazione reticolare e nell'ipotalamo ventromediale e laterale, che rivestono una certa importanza nella regolazione dei processi circadiani e ultradiani. Come per il ritmo cardiaco quindi, non esi-

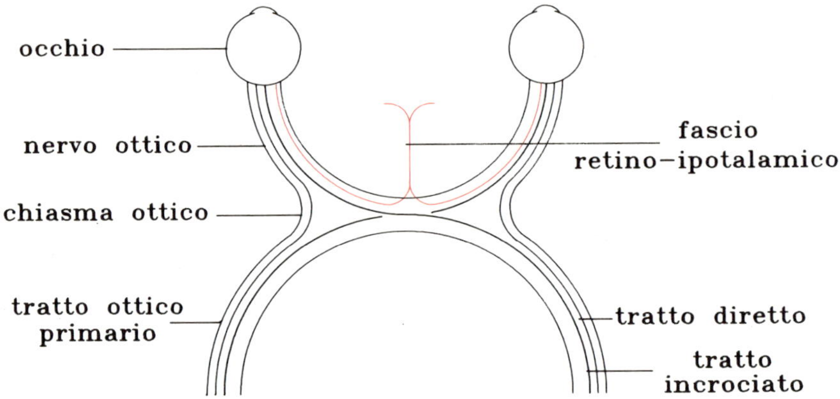

Il fascio retino–ipotalamico collega la retina ai nuclei soprachiasmatici, due formazioni ovoidali situate ventro–lateralmente rispetto alla base del terzo ventricolo e dorsalmente rispetto al margine caudale del chiasma ottico.

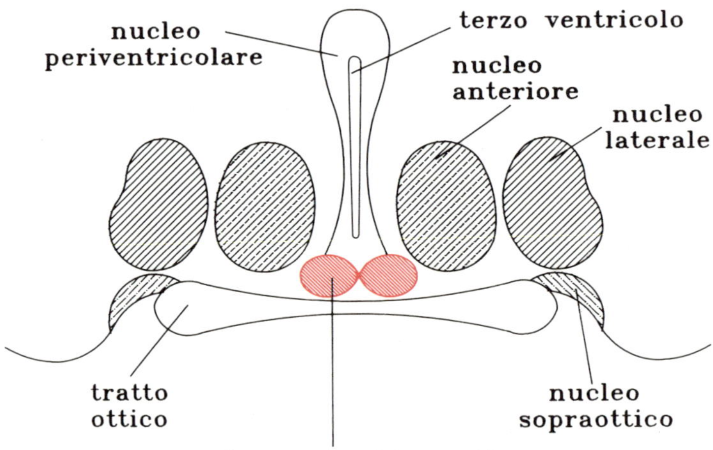

Figura 10

ste un unico segnapassi, ma una serie di oscillatori che, in condizioni normali, sono accoppiati e organizzati in un sistema gerarchico.

In caso di incompetenza dell'orologio dominante, pacemaker secondari regolano le caratteristiche temporali dei vari eventi, facendo così emergere ritmi che generalmente non sono evidenti perchè coperti dal ritmo dominante.

Abbiamo visto in precedenza come l'alimentazione possa modificare la produzione endocrina; quello che ora ci interessa prendere in considerazione è l'influenza della dieta sui ritmi biologici ormonali.

Oltre che quantitativamente, infatti, la composizione della dieta può modificare qualitativamente la produzione ormonale agendo sui meccanismi che presiedono al controllo della ritmicità delle secrezioni.

In questo senso la perdita della ritmicità circamensile degli ormoni della riproduzione in seguito a regimi alimentari restrittivi costituisce un esempio paradigmatico.

In ambito dietologico l'influenza della dieta sui ritmi biologici ormonali riveste una notevole importanza ai fini della scelta del momento più opportuno in cui consumare un "determinato" pasto.

Volendoci avvalere infatti dell'influenza che la dieta esercita sulla produzione di ormoni attivi sul metabolismo del tessuto adiposo, risulta chiaro che, qualora questi ormoni siano caratterizzati da una ritmicità secretiva, il perfezionamento del risultato non potrà prescindere da una corretta collocazione temporale del pasto "condizionante".

Bibliografia

Ferraris A., Oliverio A.: *I ritmi della vita*, Editori Riuniti, Roma, 1983.

Martin J.B., Reichlin S.: *Clinical Neuroendocrinology*, F.A. Davis Co, Philadelphia, 1987.

Muller E.E.: *Nutrizione e funzione neuroendocrina*, Atti del Corso "Nutrizione e Cervello", Como, 1990.

Oliverio A.: *Biologia e comportamento*, Zanichelli, Bologna, 1982.

Saunders D.S.: *Introduction to Biological Rhythms*, J. Wiley and Sons, New York, 1977.

Scapagnini U., Canonico P.L., Ferrara N.: *Psiconeuroendocrinologia*, Liviana Editrice, Padova, 1982.

Warren M.P.: *Effect of Undernutrition on Reproductive Function in the Human*, Endocrin. Rev. 4:363, 1983.

Weston L.: *Body Rhythm: the Circadian Rhythms within You*, Les Editions de l'Homme, Montreal, 1979.

4
Sistema nervoso, ormoni e metabolismo del tessuto adiposo

Metabolismo del tessuto adiposo

L'obesità è caratterizzata da un eccesso ponderale dovuto all'aumento del tessuto adiposo. Quali che siano gli eventi causali dell'obesità, essi agiscono attraverso l'instaurarsi, nel comparto adiposo dell'organismo, di una prevalenza dei fenomeni liposintetici su quelli lipolitici.
L'organo adiposo è in attività metabolica costante; nel suo interno avviene il turnover lipidico attraverso processi di sintesi e scissione dei trigliceridi.
Questi processi sono controllati da un sistema enzimatico coinvolgente la lipoprotein-lipasi e la lipasi trigliceridica ormonosensibile.

LPL

La lipoprotein-lipasi sintetizzata dall'adipocita, fissandosi alla parete endoluminale del capillare col quale la cellula adiposa è in stretto contatto (unità funzionale adipocita-capillare), scinde i trigliceridi dei chilomicroni e delle VLDL circolanti in acidi grassi e glicerolo.

Gli acidi grassi liberi così ottenuti attraversano la membrana cellulare e rientrano nell'adipocita, dove combinandosi nei mitocondri col glicerolo attivato o glicerofosfato formano il trigliceride che si unisce alla goccia lipidica più vicina (figura 11).

Lipasi ormonosensibile

La lipasi ormonosensibile promuove la scissione dei trigliceridi in glicerolo e acidi grassi liberi. Questi ultimi vanno a costituire un pool intracitoplasmatico dal quale, mediante vescicole, possono essere trasportati all'esterno dell'adipocita ed essere immessi in circolo.

La lipasi ormonosensibile viene convertita da inattiva ad attiva dall'AMPc tramite una protein-chinasi.

L'adenilciclasi delle cellule adipose viene a sua volta attivata dall'adrenalina e dalla noradrenalina attraverso l'interazione con recettori β_1-adrenergici.

Tanto le catecolamine circolanti quanto la NA che si libera dalle terminazioni delle fibre nervose simpatiche possono aumentare la lipolisi.

L'adenilato-ciclasi è attivata anche dal glucagone, dall'ACTH, dal TSH, dall'LH, dalla serotonina e dalla vasopressina, benché il ruolo fisiologico di queste sostanze nella regolazione della lipolisi sia dubbio.

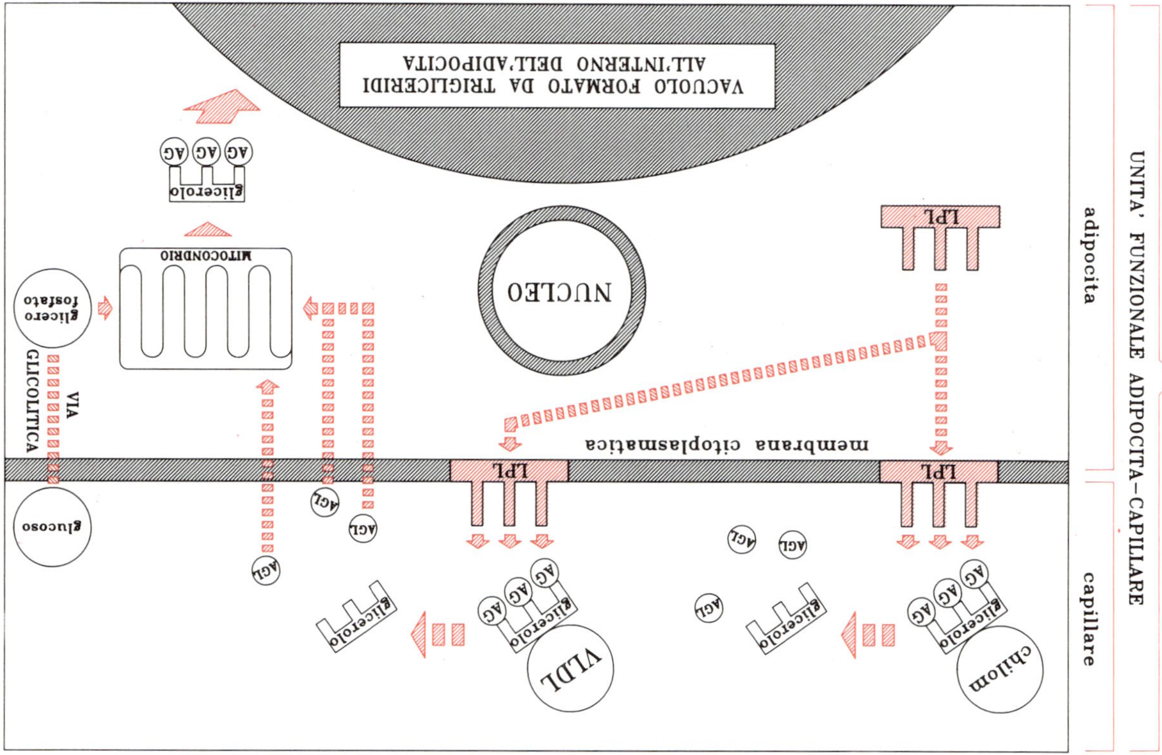

LPL= Lipoproteinlipasi AG= Acidi grassi esterificati AGL= Acidi grassi liberi

Figura 11

Anche l'HGH, gli ormoni tiroidei e i glucocorticoidi aumentano l'attività della lipasi ormonosensibile, ma attraverso un processo più lento che richiede la sintesi di nuova proteina ed è indipendente dall'AMPc.
L'HGH produce una proteina che aumenta la capacità delle catecolamine di attivare l'AMPc, mentre il cortisolo produce una proteina che aumenta l'azione dell'AMPc. D'altra parte l'insulina e la prostaglandina E riducono l'attività della lipasi ormonosensibile inibendo la formazione di AMPc (figura 12).

Regolazione neuro-ormonale dell'adipostasi

L'attività del sistema enzimatico LPL-Lipasi ormonosensibile è influenzata da stimoli nervosi e ormonali. È evidente come l'azione degli ormoni sul metabolismo del tessuto adiposo sia correlata funzionalmente alla loro ritmicità secretiva, ritmicità che a sua volta è in relazione con la composizione quali-quantitativa dei pasti, con l'attività fisica, il ritmo sonno-veglia ed altre variabili ancora.
In condizioni di omeostasi i processi di sintesi e di scissione dei trigliceridi sono perfettamente bilanciati e tali da realizzare una adipostasi funzionale.

Il ruolo dell'ipotalamo

L'ipotalamo, coordinando le funzioni metaboliche, regola l'omeostasi plastica ed energetica dell'organismo. Tale azione si esplica attraverso:

a) la regolazione dell'attività ipofisaria;

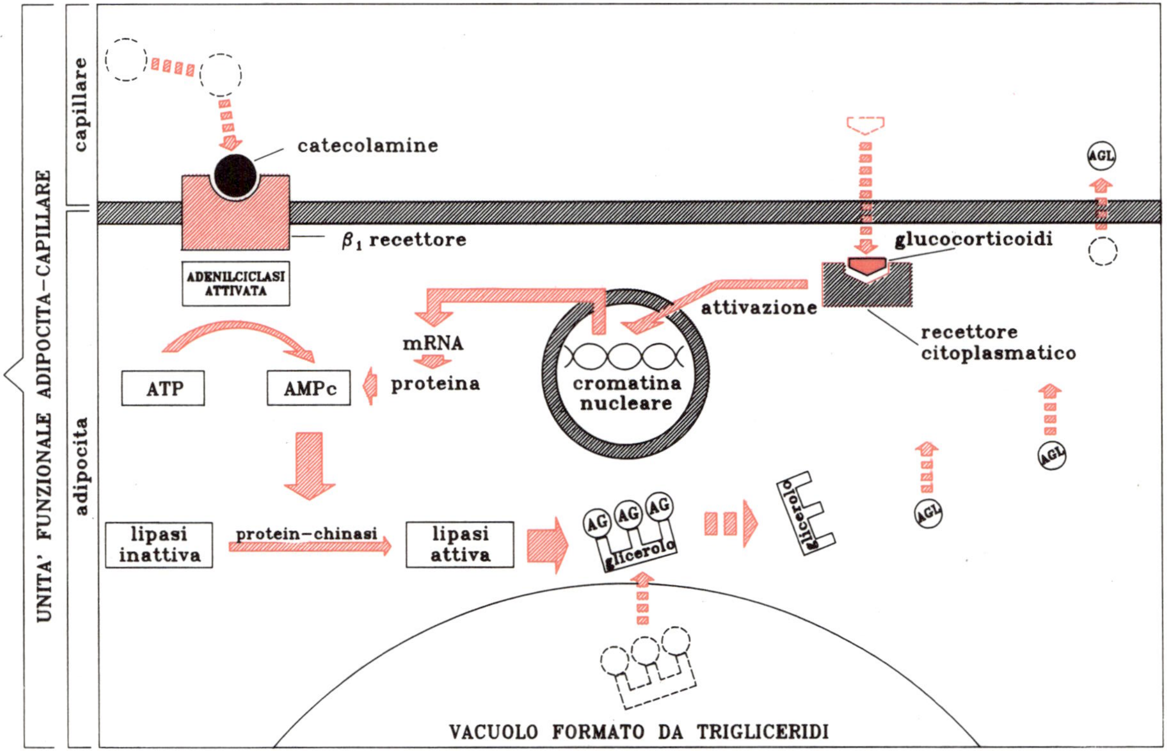

AG= Acidi grassi esterificati AGL= Acidi grassi liberi

Figura 12

b) l'immissione in circolo di principi polipeptidici intrinsecamente dotati di azioni metaboliche;
c) il controllo apicale del sistema neurovegetativo a opera dei nuclei ventromediale (VMH) e ventrolaterale (VLH).

Il punto c) richiede un approfondimento.
La dominanza dell'ipotalamo sulle strutture neurovegetative sottostanti è accettata dal momento che la stimolazione dei nuclei VMH e VLH generano rispettivamente risposte sovrapponibili a quelle rilevabili con lo stimolo delle vie adrenergiche e vagali.
Il nucleo VMH, soggetto a stimolazione serotoninergica e a inibizione dopaminergica, e il nucleo VLH, sotto controllo dopaminergico prevalentemente stimolatorio e in alcune condizioni inibitorio, inviano informazioni metaboliche rispettivamente alla catena del simpatico (fasci midollari toraco-lombari) e al parasimpatico craniale (nuclei vagali del pavimento del IV ventricolo).
Le radici simpatiche o rami comunicanti bianchi (fibre mieliniche) terminano nei gangli cervicali e toracici della catena del simpatico (mediazione acetilcolinica); dai gangli fuoriescono i veri e propri nervi splancnici (rami grigi costituiti da fibre amieliniche) che hanno destinazione viscerale e mediazione adrenergica; una voluminosa struttura a sede addominale è rappresentata dal ganglio celiaco dove si arrestano rami comunicanti bianchi e transitano fibre vagali, le quali ultime, superando ininterrottamente la tappa gangliare, contribuiscono con i rami grigi post-sinaptici a formare il cosiddetto tronco post-celiaco destinato alla innervazione pancreatica.
Il vago si dirige ininterrottamente verso gli organi splancnici di tipo metabolico quali il fegato, il tubo gastroenterico e soprattutto il pancreas.
L'azione metabolica delle fibre simpatiche e vagali, agendo tali fibre in senso contrapposto nei vari distretti viscerali (fegato, surrene, tubo gastroenterico e pancreas) e periferici (tessuti adipo-

so e muscolare), riflette la fisiologia dualistica dell'ipotalamo, organizzato in maniera che l'omeostasi metabolica sia la risultante del bilanciamento di due centri antagonisti: il VMH e il VLH (figura 13).

VMH

Lo studio sperimentale in animali dimostra che la stimolazione elettrica del nucleo VMH provoca:

a) aumento della glicemia dovuto a stimolazione dei recettori alfa a livello epatico; tale risposta è sovrapponibile a quella indotta dalla stimolazione del ramo epatico del nervo splancnico;
b) aumento degli aminoacidi sierici e attivazione dei processi gluconeogenetici per l'incrementata attività di enzimi quali la tirosina ed alanina-transaminasi, della serina reduttasi e della fosfoenolpiruvato-carbossilasi; aumento dell'azotemia e negativizzazione del bilancio azotato secondario alla gluconeogenesi;
c) aumento della termogenesi specie nel tessuto adiposo bruno e attivazione della lipolisi con aumento del glicerolo e degli AGL; tali fenomeni lipolitici sono legati alla stimolazione delle afferenze simpatiche adipocitarie e non sono mediati dalla liberazione di catecolamine surrenaliche; in queste condizioni, infatti, la surrenectomia bilaterale non previene la lipolisi.

La lesione chimica o elettrica del VMH provoca:

a) vagostimolazione e ipersecrezione gastrica;
b) iperfagia e iperinsulinemia;
c) aumento di ossidazione del glucosio e conseguente incremento della liposintesi;

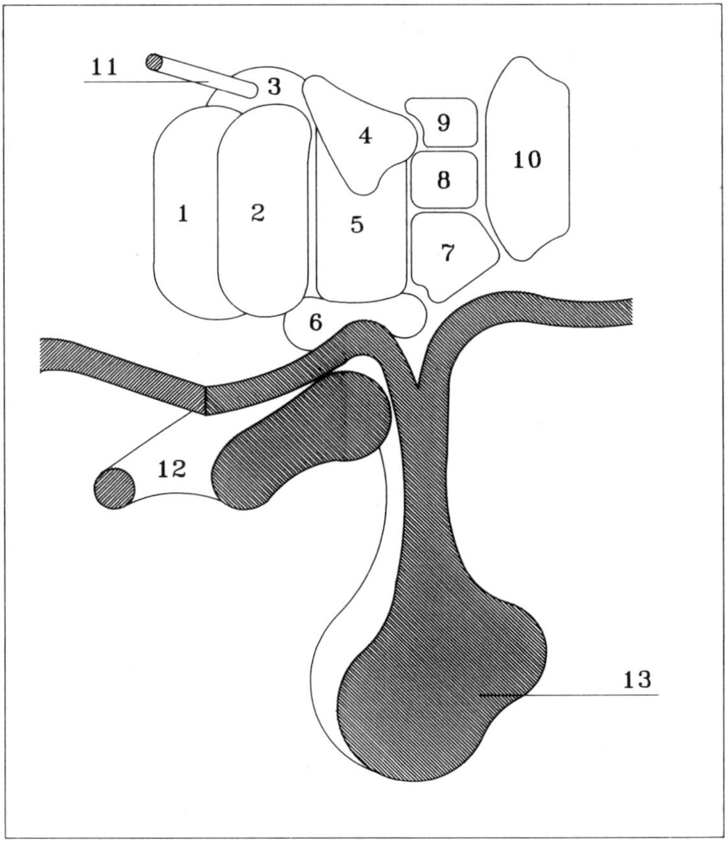

1. Nucleo preottico laterale
2. Nucleo preottico mediale
3. Nucleo laterale
4. Nucleo paraventricolare
5. Nucleo anteriore
6. Nucleo sopraottico
7. Nucleo ventromediale
8. Nucleo dorsomediale
9. Nucleo dorsale
10. Nucleo posteriore
11. Fascicolo mediale prosencefalico
12. Chiasma ottico
13. Ipofisi

Figura 13

d) aumento del numero di adipociti nel tessuto adiposo retroperitoneale e sottocutaneo di ratto (tabella 2).

VLH

La stimolazione elettrica del nucleo ventrolaterale provoca:

a) senso di fame e aumento della secrezione di insulina, glucagone e di polipeptide pancreatico;
b) aumento del peso corporeo, della glicogenosintesi e della liposintesi.

La lesione del VLH provoca:

a) ipofagia e ipoinsulinemia;
b) aumento della secrezione di glucagone;
c) perdita di peso e ipotonia gastrica (tabella 3).

Tabella 2 - Riassunto schematico degli effetti provocati dalla stimolazione e dalla lesione del nucleo ipotalamico ventromediale. Le frecce rosse indicano un aumento.

VMH	
STIMOLAZIONE	LESIONE
↑ glicemia	▪ vagostimolazione
↑ aminoacidi sierici	↑ secrezione gastrica
↑ gluconeogenesi	↑ fame
▪ negativizzazione del bilancio azotato	↑ insulinemia
↑ termogenesi	↑ liposintesi
↑ lipolisi	

Tabella 3 - Riassunto schematico degli effetti provocati dalla stimolazione e dalla lesione del nucleo ipotalamico ventrolaterale. Le frecce rosse indicano un aumento, le frecce nere una diminuzione.

VLH	
STIMOLAZIONE	LESIONE
↑ fame	↓ fame
↑ insulinemia	↓ insulinemia
↑ secrezione glucagone	↑ secrezione glucagone
↑ secrezione polipeptide pancreatico	↓ peso corporeo
↑ peso corporeo	▬ ipotonia gastrica
↑ glicogenosintesi	
↑ liposintesi	

Sia la stimolazione che la lesione del nucleo ventrolaterale sono seguite da una incrementata secrezione di glucagone; nel primo caso questo aumento ha lo scopo di contrastare l'azione ipoglicemizzante dell'insulina, nel secondo caso l'elevazione dell'ormone alfa-pancreatico, attraverso la conseguente attivazione dei processi gluconeogenetici glicogenolitici e lipolitici, ha la finalità di fornire all'organismo quei substrati energetici (glucosio, AGL) che sono carenti in conseguenza della ipofagia.

Il simpatico

Il sistema nervoso simpatico ha una azione lipolitica che si esercita sia a opera della noradrenalina liberata dalle terminazioni delle fibre nervose simpatiche che innervano gli adipociti, sia a opera delle catecolamine messe in circolo dalla midollare delle surrenali in risposta agli stimoli che pervengono a queste ghiandole attraverso le fibre dei nervi splancnici.
Le catecolamine, interagendo con recettori β_1-metabolotropici,

attivano l'enzima adenilciclasi, e la conseguente formazione di AMPc determina, attraverso una protein chinasi, la conversione della lipasi ormonosensibile dalla forma inattiva a quella attiva.

Il parasimpatico

Il sistema nervoso parasimpatico esercita una azione lipotrofica, influenza cioè il metabolismo del tessuto adiposo esaltando la liposintesi.
Questa azione si realizza attraverso due aspetti principali:

a) aumento della secrezione di insulina;
b) aumento dei substrati attraverso una ottimizzazione dei processi assimilativi.

Il punto a) non richiede particolari approfondimenti, mentre il punto b) va maggiormente indagato perchè nel suo determinismo è coinvolta quella che può essere definita la più grande ghiandola endocrina dell'organismo: l'apparato gastrointestinale.
Il tubo digerente ha un suo sistema nervoso intrinseco (plesso mioenterico di Auerbach e plesso sottomucoso di Meissner) che dall'esofago si estende fino all'ano e che controlla le attività motorie, secretive e umorali gastrointestinali. L'attività di questo sistema nervoso intrinseco è sotto il controllo del sistema nervoso autonomo che provvede il tubo gastroenterico di una ricca innervazione simpatica e parasimpatica, la prima con effetti inibenti, la seconda stimolanti.
Alla innervazione parasimpatica del tubo digerente partecipano la sezione craniale e quella sacrale del parasimpatico. Salvo che per poche fibre destinate ai distretti buccale e faringeo del canale alimentare, quasi tutta la restante innervazione parasimpatica è assicurata dai nervi vaghi.
L'attivazione del nervo vago promuove, attraverso la stimola-

zione di cellule endocrine localizzate nel tubo digerente, la secrezione di gastrina, secretina e colecistochinina (CCK), ormoni gastrointestinali che favoriscono la digestione e l'assorbimento dei nutrienti.
La gastrina, prodotta nella porzione antrale dello stomaco, favorisce la digestione stimolando sia la motilità gastrica che la secrezione di acido cloridrico.
La CCK, secreta da cellule della mucosa duodenale, inibendo l'uscita di cibo dallo stomaco, favorisce la digestione e l'assorbimento delle sostanze nutritive; stimola inoltre la contrazione della cistifellea e la secrezione pancreatica.
La secretina, anch'essa come la CCK prodotta da cellule localizzate nella prima porzione del tenue, stimola la secrezione pancreatica di bicarbonato e aumenta l'azione della CCK.
Gastrina, CCK e secretina influenzano anche il destino metabolico dei nutrienti dei quali hanno consentito l'assimilazione, favorendone l'immagazzinamento nel fegato e nel tessuto adiposo. Questi ormoni gastrointestinali infatti incrementano il rilascio di insulina indotto dal glucosio e orientano l'organismo verso l'anabolismo.
Un ormone gastrointestinale che non favorisce l'assimilazione è la somatostatina. Questo peptide, contrariamente agli ormoni prima citati, esercita sul tubo gastroenterico una azione inibitoria, contrasta la secrezione di gastrina e CCK e diminuisce la motilità gastrointestinale.
Come prevedibile la secrezione di somatostatina è inibita dall'attività del vago e stimolata da quella dello splancnico (figura 14).

Insulina

L'insulina è dotata di una spiccata azione lipogenetica. Gli effetti dell'ormone insulare che conducono a un aumentato imma-

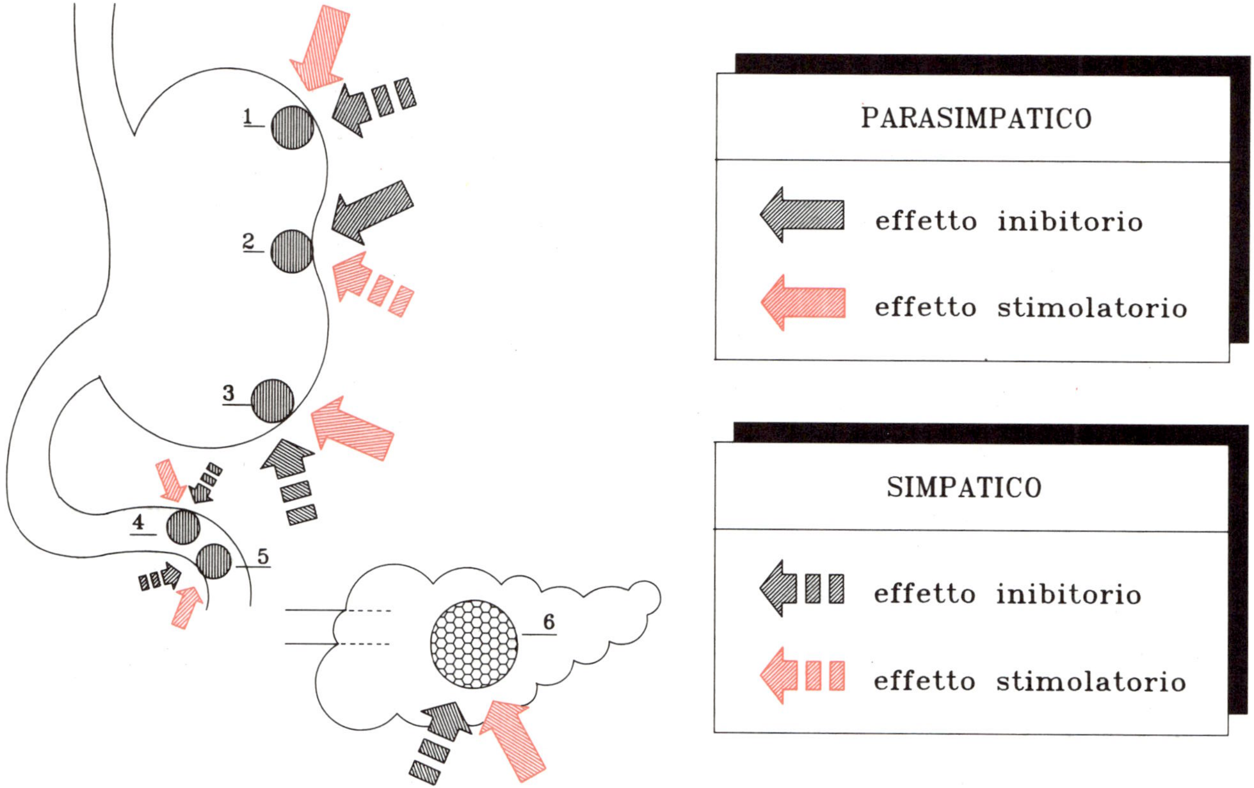

1= cellula parietale
2= cellula secernente somatostatina
3= cellula secernente gastrina
4= cellula secernente CCK
5= cellula secernente secretina
6= isola di Langerhans

Figura 14

gazzinamento di grassi nel tessuto adiposo possono essere così riassunti:

a) aumento dell'utilizzazione energetica del glucosio nella maggioranza dei tessuti corporei; la commutazione del substrato energetico da acidi grassi a carboidrati indotta dall'insulina si traduce in un automatico "risparmio" dei grassi;
b) aumento della sintesi epatica e adipocitaria di acidi grassi (AG). Gli acidi grassi vengono sintetizzati a partire dal glucosio, il cui ingresso all'interno della cellula epatica o dell'adipocita è promosso dall'insulina attraverso l'attivazione di un meccanismo di diffusione facilitata.
   Il fegato partecipa per circa il 90 per cento alla sintesi di AG; il glicogeno epatico, raggiunta nell'organo una concentrazione del 5-6 per cento, inibisce una sua ulteriore sintesi inattivando la glicogenosintetasi e il glucosio che continua a entrare negli epatociti viene utilizzato per la formazione di grassi mediante la sua degradazione in piruvato e la conversione di quest'ultimo in AcetilCoA attraverso la glicolisi.
   L'AcetilCoA è il substrato a partire dal quale vengono sintetizzati gli acidi grassi;
c) formazione, in seguito all'utilizzazione energetica del glucosio, di notevoli quantità di ioni citrato e isocitrato nel ciclo dell'acido citrico.
   Questi ioni attivano direttamente l'AcetilCoA carbossilasi, l'enzima che avvia la sintesi degli acidi grassi a partire dall'AcetilCoA;
d) trasporto degli acidi grassi al tessuto adiposo sotto forma di VLDL e attivazione della LPL;
e) inibizione della lipasi ormonosensibile adipocitaria e conseguente blocco dell'idrolisi dei trigliceridi di deposito;
f) sintesi intraadipocitaria di α-glicerofosfato attraverso la via glicolitica. L'α-glicerofosfato fornisce il glicerolo che, combinandosi con gli AG, dà luogo alla formazione di trigliceridi (tabella 4).

Tabella 4 - Riassunto schematico degli effetti biologici dell'insulina. Le frecce rosse indicano un aumento, quelle nere una diminuzione.

INSULINA	
EFFETTI BIOLOGICI	
↑	utilizzazione energetica dei glucidi
↑	sintesi epatica e adipocitaria di acidi grassi
↑	concentrazione di ioni citrato e isocitrato
↑	trasporto di acidi grassi al tessuto adiposo
↑	attivita' della LPL
↓	attivita' della lipasi ormonosensibile
↑	sintesi intraadipocitaria di α-glicerofosfato

ACTH-cortisolo

L'ACTH e il cortisolo sono entrambi provvisti di azione lipolitica. Il primo attiva direttamente l'adenil-ciclasi, il secondo, legandosi a un recettore citoplasmatico, agisce a livello del DNA dell'adipocita inducendo la sintesi di una proteina che aumenta l'azione dell'AMPc.

Una loro modulazione con la dieta al fine di utilizzarne gli effetti lipolitici non è tuttavia conveniente, questo perchè l'attivazione dell'asse ACTH-cortisolo produce effetti sul metabolismo dei carboidrati e delle proteine che ostacolano il dimagramento.

Il cortisolo determina infatti una elevazione della glicemia (per aumento della gluconeogenesi) e un aumento del catabolismo proteico nel fegato e alla periferia. Queste azioni si traducono in una aumentata increzione di insulina collegata alla elevazione della glicemia e nella catabolizzazione indesiderata di massa muscolare magra.

Somatotropo

L'ormone somatotropo promuove sia la liberazione di acidi grassi dai depositi adiposi che la loro utilizzazione ai fini energetici. Le due azioni sono sostenute rispettivamente da un aumento dell'attività della lipasi ormonosensibile e dalla esaltata conversione degli acidi grassi in acetilCoA nei vari tessuti.
L'effetto lipolitico, pur realizzandosi non precocemente, è particolarmente importante perchè in presenza di questo ormone ipofisario si verifica un risparmio della componente proteica dell'organismo.
Preservare la massa muscolare magra è una condizione indispensabile per la realizzazione di un corretto dimagramento.

Bibliografia

Barkai A., Allweis C.: *Effect of Electrical Stimulation of the Hypothalamus on Plasma Free Fatty Acids Concentration in Cats*, J. Lipid Res. 13:725, 1972.

Bajaj J.S.: *Entero-Hypothalamus-Insular Axis*, 9° Congr. Int. Diab., Excerpta Medica, Amsterdam, 1977.

Bobbioni E., Coscelli C., Capretti L., Butturini U.: *Influence of Hypothalamus on Glucose Utilization by Adipose Tissue of Normal Rats*, Horm. Metab. Res. 12:194, 1980.

Cigolini M., Bosello O., Cinti S., Battaggia A., Brunetti L., Zancanaro C., Cavallo E.: "Il metabolismo del tessuto adiposo", in Carruba M.O., Mantegazza P.: *Obesità analisi e terapia*, Edizioni Minerva Medica, Torino, 1983.

Goldfire A., Gullixon K.S., Hargrove G.: *Evidence for Centers in the Central Nervous System that Regulate Fat Mobilization in Dogs*, J. Lipid Res. 7:357, 1966.

Gross J.L., Migliorini R.H.: *Further Evidence for a Central Regulation of Free Fatty Acid Mobilization in the Rat*, Am. J. Physiolog. 232:165, 1977.

Grossman S.P.: "Hypothalamic Regulation: a Reevaluation", in Cioffi L.A.: *The Body Weight Regulatory System: Normal and Disturbed Mechanism*, Raven Press, New York, 1981.

Guyton A.C.: *Textbook of Medical Physiology*, Sixth Edition, W.B. Saunders Company, Philadelphia.

Keesey R.E., Powley T.L.: *Hypothalamic Regulation of Body Weight*, Am. Sci. 63:558, 1975.

Kumon A., Takahashi A., Hara T., Shimazo T.: *Mechanism of Lipolysis Induced by Electrical Stimulation of the Hypothalamus in Rabbit*, J. Lipid Res. 17:551, 1976.

Perkins M.M., Rothwell N.J., Stck M.J., Stone T.W.: *Activation of Brown Adipose Tissue Thermogenesis by the Ventromedial Hypothalamus*, Nature 289:401, 1981.

Shimazu T., Matsushita H., Ishikawa K.: *Role of the Hypothalamic-Autonomic Nervous System in Homeostatic Regulation of Body Metabolism*, 18° Int. Cong. Neuroveg. Res., Tokyo, 1977.

Takahashi A., Shimazu T.: *Hypothalamic Regulation of Lipid Metabolism in the Rat: Effect of Hypothalamic Stimulation on Lipolysis*, J. Auton. Nerv. Syst. 4:195, 1981.

Takahashi A., Shimazu T.: *Hypothalamic Regulation of Lipid Metabolism in the Rat: Effect of Hypothalamic Stimulation on Lipogenesis*, J. Auton. Nerv. Syst. 6:225, 1982.

Uvnas-Moberg K.: *Gli ormoni dell'apparato gastrointestinale*, Le Scienze 253:60, 1989.

Woods S.C., Smith P.H., Porte D.Jr.: "The Role of the Nervous System in Metabolic Regulation and its Effect on Diabetes and Obesity", in Brownee M.: *Handbook of Diabetes Mellitus*, Garland STPM Press, New York-London, 1981.

5
Situazione neuroendocrina e distribuzione dell'adipe

Il metabolismo del tessuto adiposo è, come abbiamo visto, sotto il controllo di una complessa rete di informazioni nervose e umorali.

L'accumulo di grasso nelle cellule adipose si realizza quale conseguenza di una situazione neuroendocrina che determina il prevalere dei fenomeni liposintetici su quelli lipolitici.

Oltre che la quantità di grasso accumulato, gli orientamenti nervoso e ormonale determinano il tipo di distribuzione dell'eccesso di adipe.

A questo proposito basti pensare all'azione esercitata dagli ormoni sessuali (androgeni ed estrogeni) sulla ripartizione distrettuale dell'adipe sottocutaneo. Gli ormoni sessuali esercitano una azione permissiva nei confronti di altri eventi neuro-ormonali a

carattere adipogenetico; questa azione permissiva, esercitandosi su specifici recettori periferici, realizza la distribuzione dell'adipe tipica dei due sessi.
Analogamente la prolattina, la cui secrezione è fisiologicamente aumentata durante l'allattamento, determinando una riduzione della LPL nel grasso di deposito localizzato su cosce e glutei e un aumento dei recettori per l'insulina nel grasso mammario, condiziona la distribuzione dell'adipe caratteristica dell'allattamento. In questa situazione fisiologica infatti, a fronte di una aumentata richiesta energetica, si assiste a una utilizzazione delle riserve energetiche depositate durante la gravidanza su cosce e glutei, mentre sede privilegiata del deposito energetico sotto forma di adipe diventa il tessuto mammario.
Un altro esempio dell'influenza esercitata dagli ormoni sulla distribuzione del grasso corporeo è data dalle sindromi cushinghiane nelle quali all'ipercortisolismo fa seguito una obesità caratterizzata da una distribuzione dell'adipe che interessa elettivamente il viso, il collo e il tronco e risparmia gli arti.

Obesità e biotipi

L'osservazione dell'importanza dell'assetto neuroendocrino nella caratterizzazione morfologica dell'obesità ha origini lontane, risalendo addirittura alle costituzioni ippocratiche, ma è ai lavori dei grandi maestri della medicina costituzionalistica (Pende, Dalla Volta) che occorre risalire per individuare le basi di quella classificazione biotipologica che consente una identificazione differenziale, morfologica e causale, dei vari tipi di obesità.
È noto che l'obesità interessa elettivamente i biotipi brevilineo astenico (endoblastico) e brevilineo stenico (mesoblastico). Nel primo biotipo l'obesità è flaccida, atonica; l'accumulo adiposo privilegia l'addome, i fianchi, la porzione superiore degli arti in-

feriori. Questo biotipo si caratterizza per un colorito pallido della cute, per uno scarso sviluppo muscolare e per una spiccata tendenza all'insufficienza venosa (edemi e cellulite negli arti inferiori, varici), alle ernie, ai fenomeni ritentivi idrici (oliguria), alle ecchimosi, tutte manifestazioni queste del cosiddetto "habitus mesenchimotico", per una tendenza all'aumento ponderale legata a un orientamento anabolico del metabolismo (iperinsulinismo) ed il più delle volte non accompagnata da un aumento dell'appetito.
Nel brevilineo stenico l'obesità è tonica; l'accumulo adiposo predilige la metà superiore del corpo (volto, nuca, spalle, addome) e risparmia gli arti inferiori. Questo biotipo ha cute ben irrorata, buon sviluppo muscolare e scheletrico, tende alle patologie vascolari (ipertensione, infarto, ictus).
L'accumulo ponderale è legato a un orientamento anabolico del metabolismo (ipercorticosteroidismo, ipercortisolismo e consensuale iperinsulinismo) ed è accompagnato generalmente da un aumento della fame (figura 15).

Obesità ginoide, obesità androide e correlati neuroendocrini

La classica distinzione dell'obesità in ginoide e androide si riallaccia all'impostazione biotipologica dell'eccesso ponderale, essendo le varianti ginoide e androide sovrapponibili alle iperadiposi caratteristiche rispettivamente del soggetto endoblastico (brevilineo astenico del Pende) e mesoblastico (brevilineo stenico del Pende).
I due modelli di obesità differiscono oltre che per una netta distinzione morfologica anche per un diverso orientamento dei sistemi neuroendocrini; nella forma ginoide è presente una sregolazione dell'asse ipotalamo-vago-insulina, mentre nella forma an-

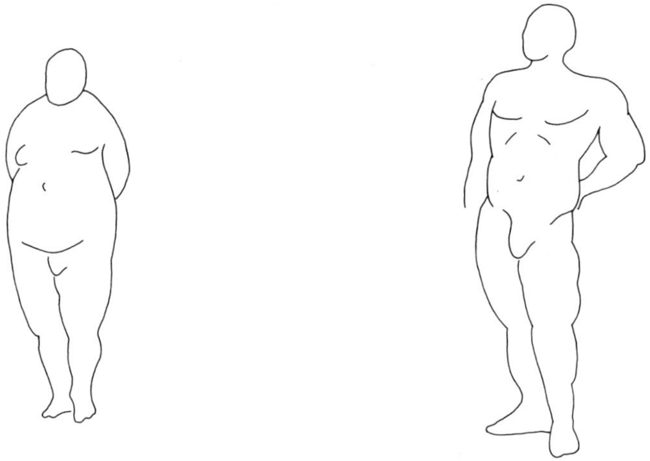

Brevilineo astenico Brevilineo stenico

Figura 15

droide la sregolazione riguarda l'asse ipotalamo(CRF)-ipofisi(ACTH)-corticosurrene con iperinsulinismo da adeguamento funzionale.

Alle varianti classiche si aggiunge una obesità definita intermedia poichè sia la distribuzione adiposa che l'orientamento neuroendocrino che la caratterizzano si pongono in una situazione intermedia rispetto alle forme prima descritte.

Bibliografia

Cairella M.: *L'obesità: fisiopatologia, clinica e terapia*, Ed. SEU, Roma, 1973.

Cairella M., Nasta G.: *L'obesità: aspetti psicologici, endocrini, terapeutici*, Ed. SEU, Roma, 1973.

Galdi F., Cassano C., Monasterio G., Lami G.: *Adiposità e magrezze*, Rel. 42° Congr. Naz. Soc. Ital. Med. Int., 1936.

Gordon E.S.: *Metabolic Aspects of Obesity*, Adv. Metab. Dis. 4:229, 1970.

Polli E., Casertano F.: "Malattie del ricambio e della nutrizione", in Teodori U.: *Trattato di patologia medica*, Ed. SEU, 1978.

Silverstone T.: Obesity: *Pathogenesis and Management*, MTP Ed., Lancaster, England, 1975.

Uvnas-Moberg K.: *Gli ormoni dell'apparato gastrointestinale*, Le Scienze 253:60, 1989.

6
Dieta e obesità ginoide

Alimentazione, neurotrasmettitori e asse ipotalamo-vago-insulina

Nell'obesità ginoide c'è un orientamento anabolico del metabolismo quale conseguenza della sregolazione dell'asse ipotalamo-vago-insulina.
Il controllo apicale di questo asse è svolto dal nucleo ventrolaterale (VLH), la cui stimolazione, come abbiamo visto in precedenza, determina risposte sovrapponibili a quelle che si ottengono con l'attivazione del sistema nervoso parasimpatico. Il nucleo VLH, iperattivo nelle forme di obesità ginoide, è inoltre in relazione di inibizione reciproca con il nucleo ipotalamico ventromediale (VMH); ad un aumento di attività di uno dei due nu-

clei fa cioè seguito una diminuzione dell'attività dell'altro. È facilmente intuibile, a questo punto, come la stimolazione del nucleo ipotalamico ventromediale, per l'inibizione del nucleo VLH che ne consegue, sia da ricercare nella conduzione di un programma dietetico per obesità ginoide.
Dal momento che il nucleo VMH è soggetto a inibizione dopaminergica e a stimolazione serotoninergica, la dieta dovrà essere strutturata in maniera da garantire una adeguata sintesi di serotonina (5HT) a livello cerebrale.
Sappiamo che la 5HT si forma per idrossilazione e decarbossilazione di un aminoacido essenziale: il triptofano (figura 16).
La molecola di questo aminoacido, di dimensioni relativamente grandi, è elettricamente neutra in ambiente fisiologico e il suo passaggio dalla corrente ematica ai neuroni cerebrali avviene grazie a specifiche molecole trasportatrici localizzate nelle cellule endoteliali dei capillari del cervello. Lo stesso tipo di trasporto è utilizzato da tirosina, fenilalanina, leucina, isoleucina e valina, aminoacidi di dimensioni troppo grandi perchè sia possibile, al pari del triptofano, una loro diffusione attraverso le strette giunzioni delle cellule endoteliali.
Il triptofano e gli altri cinque aminoacidi citati costituiscono il gruppo dei grandi aminoacidi elettricamente neutri (GAEN). I GAEN, utilizzando come vettore nel trasferimento dal comparto ematico al cervello la stessa molecola, competono fra di loro per agganciarsi al trasportatore.
Ne risulta che l'entità del passaggio della barriera sangue cervello da parte di ciascuno dei sei aminoacidi è funzione del rapporto fra la sua concentrazione plasmatica e quella dei cinque aminoacidi antagonisti.
Per ciò che riguarda il precursore che a noi interessa, vale a dire il triptofano, la sua concentrazione nelle proteine degli alimenti è generalmente inferiore rispetto a quella degli altri GAEN.
I pasti prevalentemente proteici, pur elevando la concentrazione plasmatica di triptofano, sbilanciano il rapporto triptofano/al-

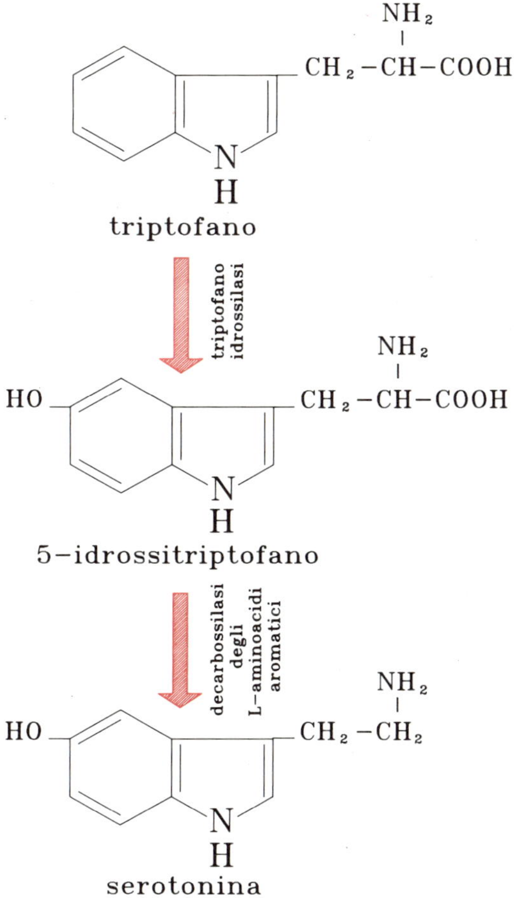

Figura 16

tri GAEN a favore di questi ultimi che, saturando le molecole del trasportatore, impediscono il passaggio del precursore della 5HT dal sangue al cervello.

I pasti glucidici al contrario, pur apportando un quantitativo globale di triptofano inferiore rispetto ad un pasto proteico, realizzano una concentrazione plasmatica di triptofano superiore a quella degli altri GAEN (figura 17).

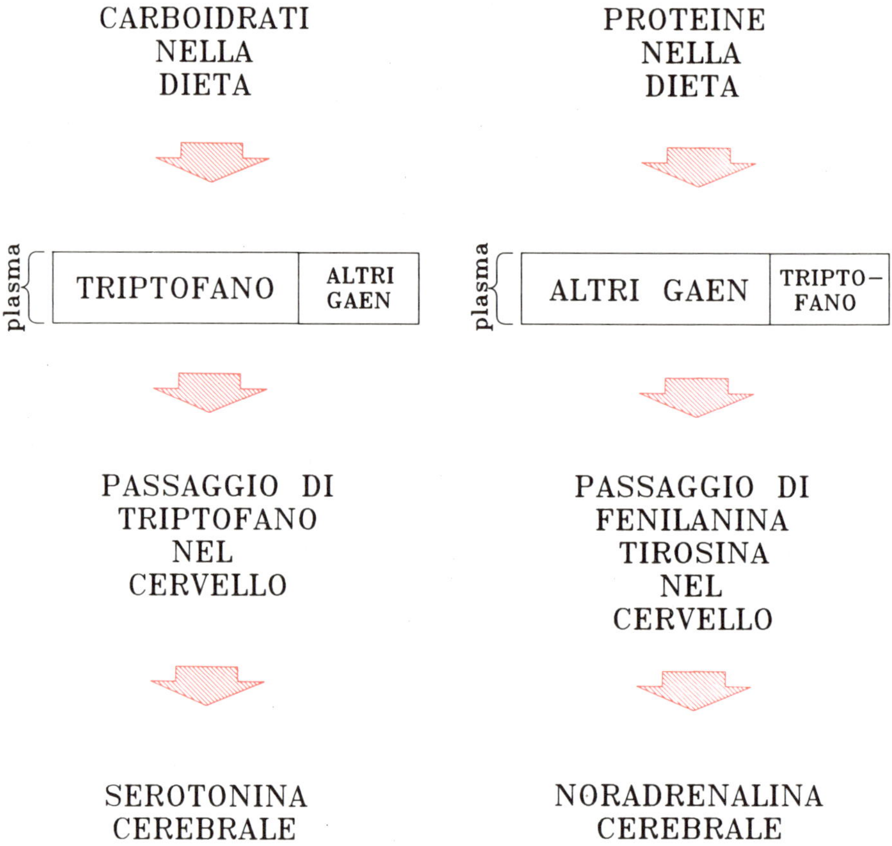
CARBOIDRATI NELLA DIETA
PROTEINE NELLA DIETA
plasma
TRIPTOFANO
ALTRI GAEN
plasma
ALTRI GAEN
TRIPTO-FANO
PASSAGGIO DI TRIPTOFANO NEL CERVELLO
PASSAGGIO DI FENILANINA TIROSINA NEL CERVELLO
SEROTONINA CEREBRALE
NORADRENALINA CEREBRALE

Figura 17

Responsabile di questo fenomeno è l'insulina; questo ormone ha l'effetto di diminuire la concentrazione plasmatica dei cinque aminoacidi competitori ma non del triptofano. Infatti, mentre gli altri aminoacidi viaggiano nel torrente ematico come molecole libere, la maggior parte del triptofano è legato all'albumina plasmatica; segregato nel serbatoio di albumina, il triptofano non risente degli effetti dell'ormone insulare e la sua concentrazione plasmatica, prevalendo su quella degli altri aminoacidi competitori, fa sì che una quantità maggiore di questo precursore raggiunga i neuroni.

Per quanto esposto, è possibile fare due ordini di considerazioni:

1) nell'obesità ginoide non è opportuno adottare una dieta che riduca drasticamente il consumo di glucidi, e questo per l'influenza inibitoria che indirettamente i carboidrati esercitano sul nucleo VLH;
2) l'iperinsulinismo presente nelle obesità ginoidi e conseguente alla sregolazione dell'asse ipotalamo-vago, favorendo il passaggio di triptofano dal sangue al cervello, potrebbe costituire un meccanismo di controllo a feedback dell'attività del nucleo VLH.

Alimenti, combinazioni alimentari e insulina

Abbiamo visto che nella dieta per l'obesità ginoide i carboidrati mantengono un ruolo importante, e questo per l'influenza favorevole che essi esercitano sui centri ipotalamici che regolano la secrezione insulinica; tuttavia non bisogna dimenticare che il grado di elevazione glicemica, così come alcune associazioni alimentari o certe situazioni ormonali gastrointestinali, stimolano direttamente la secrezione insulinica e possono perciò avere un significato adipogenetico.
Per la scelta dei carboidrati si dovrà tenere conto delle loro velocità di assorbimento e insulinogenicità, ricordando che tutti i processi di raffinazione, di riduzione in fini particelle e di separazione delle fibre a carico di alimenti contenenti carboidrati ne aumentano il potere insulinogenetico.
Così saranno assolutamente da evitare gli zuccheri raffinati, men-

tre fra gli amidi dovranno essere privilegiati quelli integrali. La frutta dovrà essere assunta intera e non sotto forma di succhi, verificandosi con quest'ultima modalità di assunzione una risposta insulinica generalmente maggiore del 50 per cento rispetto a quella riscontrabile con il consumo di frutta intera.
Solo nell'uva le due modalità di assunzione non danno risposte insuliniche diverse e ciò è stato posto in relazione con l'elevato tenore in zucchero dell'uva e con il suo scarso contenuto in fibre.
Occorrerà inoltre considerare che patate e pane elevano la glicemia più di riso e mais, ciò dipendendo probabilmente dalle dimensioni delle particelle di questi due alimenti che favorirebbero l'idrolisi dell'amido da parte dell'amilasi.
Qualora si voglia ridurre l'insulinogenicità dei pasti a base di carboidrati si potrà anche prendere in considerazione l'aggiunta di pectine e di guar-gum.

L'associazione dei carboidrati con il gruppo degli ortaggi e delle verdure non determina aumenti della secrezione insulinica; nell'obesità ginoide è comunque consigliabile privilegiare il consumo di verdure ricche in triptofano (tabella 5).

Tabella 5 - Contenuto di Triptofano (mg/g di N totale).

ORTAGGI E VERDURE		CEREALI E LEGUMI	
Indivia	103	Piselli verdi	94
Patata	103	Riso	84
Spinaci	97	Avena	79
Cavolfiore	86	Frumento (chicco intero)	68
Cavolo di Bruxelles	77	Farina (80-90%)	68
Asparagi	74	Farina (70-80%)	67
Broccoli	67	Frumento (germe)	66
Funghi Comuni	64	Frumento (glutine)	63
Bietola	63	Fagioli secchi	63
Lattuga	50		

Per quanto riguarda l'associazione carboidrati-proteine occorre tenere presente che gli aminoacidi stimolano la secrezione di insulina solo se concomita una elevazione glicemica; se il livello glicemico è normale la secrezione insulinica aminoacido-indotta è molto modesta; in presenza però di un valore di glucosio ematico elevato, l'assunzione di aminoacidi, e in particolare di arginina e lisina, può determinare livelli insulinemici anche due volte superiori a quelli indotti dalla sola iperglicemia.
Questo effetto ha probabilmente un significato finalistico perchè l'insulina favorisce, oltre che la liposintesi, l'ingresso degli aminoacidi all'interno della cellula e la sintesi proteica. In ultima analisi, per evitare la spinta liposintetica legata all'incremento eccessivo di insulina, sarà preferibile non associare il consumo di alimenti proteici, specie di quelli ad elevato tenore in arginina e lisina, a quello dei carboidrati (tabella 6).

Gastrina e insulina

Abbiamo in precedenza accennato a situazioni endocrine gastrointestinali in grado di influenzare la secrezione di insulina; in particolare è la gastrina, polipeptide prodotto dalle cellule G della porzione pilorica dello stomaco, che promuove la secrezione dell'ormone pancreatico.
La secrezione di gastrina è a sua volta sotto il controllo del vago, che ne promuove la liberazione, e di stimoli locali, rappresentati dalla distensione gastrica indotta dalla massa del cibo e dall'azione chimica di alcune sostanze secretagoghe quali prodotti della digestione parziale delle proteine, alcool a bassa concentrazione e caffeina.
Sia la distensione che l'azione chimica stimolano fibre nervose sensitive dell'epitelio gastrico che sono in connessione con il plesso nervoso intrinseco; dal plesso partono poi segnali efferenti di-

retti alle cellule G che, in tal modo, vengono sollecitate a secernere l'ormone.
Per quanto esposto in relazione alla secrezione di insulina indotta da gastrina, risulta sconsigliabile il consumo di proteine, alcolici o caffè in associazione ad un pasto glucidico.

Tabella 6 - Contenuto in arginina e lisina delle proteine più comuni (mg/g N totale).

ALIMENTI	ARGININA	LISINA
Pesce surgelato	569	662
Crostacei	518	493
Molluschi	470	498
Uovo di gallina (tuorlo)	469	480
Salsicce	462	493
Cavallo	450	625
Frattaglie di pollo	445	449
Bufalo	439	518
Maiale	431	625
Agnello	430	510
Frattaglie di maiale	397	529
Bue, vitello	395	556
Frattaglie di bue, vitello	390	454
Pesce conservato	383	524
Uovo gallina intero	381	436
Pesce salato	378	575
Frattaglie d'agnello	375	530
Uovo di gallina (albume)	357	415
Pesce fresco (tutti i tipi)	354	569
Pollo	348	497
Formaggi	231	553
Latte di vacca	205	487
Latte di bufala	203	489
Latte di capra	84	327
Siero di latte di vacca	138	487

Alimentazione e ormone somatotropo

Anche la produzione di ormone somatotropo (HGH) può essere modificata dalla alimentazione. Questo dato riveste particolare importanza nella conduzione di un programma dietetico perchè l'HGH esercita, come abbiamo visto, una azione lipolitica e proteino-anabolica i cui effetti sulla composizione qualitativa del peso corporeo si traducono in una diminuzione della massa grassa e in un risparmio della componente proteica magra.
Dal momento che i livelli ematici di somatotropo si riducono progressivamente oltre i venti anni di età, epoca a partire dalla quale maggiore si rivela la difficoltà di mantenere stabile il peso, appare molto importante individuare una condotta alimentare che ne possa incrementare la secrezione ipofisaria.
Due fattori ipotalamici controllano la produzione di HGH: l'HGH Releasing Hormone (GHRH) e la Somatostatina (SS), con una azione rispettivamente stimolatoria ed inibitoria.
Gli stimoli cui fisiologicamente consegue una aumentata secrezione di HGH sono:

a) le condizioni nelle quali diminuisce o sta per diminuire il substrato energetico (ipoglicemia, digiuno, lavoro muscolare);
b) le condizioni nelle quali aumenta il tasso plasmatico degli aminoacidi;
c) gli stimoli stressanti.

Fra gli stimoli che ne inibiscono la secrezione ricordiamo:

a) il glucosio;
b) gli acidi grassi liberi;
c) il cortisolo.

Per quanto riguarda specificatamente i risultati sperimentali degli effetti dell'alimentazione sulla produzione di somatotropo,

e in accordo con quanto sopra esposto, si è rilevato che i pasti proteici ne aumentano la secrezione, mentre all'opposto i pasti glucidici, quelli misti glucido-proteici e quelli grassi la inibiscono. In particolare, gli aminoacidi che risultano possedere la maggiore azione di stimolo sulla liberazione di HGH sono l'arginina e la metionina, e di questo si può tenere conto nella scelta qualitativa delle proteine.
Occorre infine ricordare che la secrezione giornaliera di somatotropo segue un ritmo ultradiano, e che un picco plasmatico di HGH si verifica al momento di addormentarsi.

Orari e composizione qualitativa dei pasti

In precedenza sono stati descritti i motivi che rendono necessaria una adeguata rappresentazione dei carboidrati e delle proteine nella dieta di un soggetto con obesità ginoide; sono state peraltro analizzate le relazioni fra alimentazione e sistemi integrativi dell'organismo (SNC, SE) che motivano la preferenza per una condotta alimentare caratterizzata da una dissociazione carboidrati/proteine.
Il momento della giornata che appare più indicato per consumare il pasto costituito prevalentemente da carboidrati è quello della colazione o pranzo del linguaggio corrente.
I motivi che orientano per una collocazione temporale di questo tipo sono riferibili all'influenza esercitata dai pasti glucidici sul ritmo secretorio giornaliero di altri ormoni importanti nell'adipostasi, primo fra tutti il somatotropo. L'HGH ha, come già detto, un ritmo secretorio ultradiano caratterizzato da un picco al momento dell'addormentamento; il consumo serale del pasto proteico facilita la secrezione dell'ormone e non ne antagonizza l'incremento legato all' addormentamento, cosa che invece può ve-

rificarsi con l'assunzione serale dei pasti glucidici, dei quali sono noti gli effetti inibitori sulla produzione di HGH.
Per le stesse ragioni appare preferibile scegliere la cena come momento ideale per l'assunzione del pasto proteico.
Per quanto riguarda i grassi, nella nostra esperienza ne abbiamo consigliato un impiego pari al 20-25 per cento della quota energetica totale, in maniera da garantire un adeguato apporto di acidi grassi essenziali poliinsaturi ed evitare disturbi trofici della cute e annessi. È stata consigliata una ripartizione equilibrata della razione lipidica consentita fra il pasto del pranzo e quello della cena.
L'assunzione di ortaggi e verdure nei due pasti principali non ha subito restrizioni o limitazioni poiché la loro associazione con i carboidrati o con le proteine non promuove situazioni neuro-ormonali lipogenetiche; per la frutta, rispettando peraltro quanto precedentemente detto in relazione a modalità di assunzione e insulinogenicità, e in accordo con le regole fondamentali dell'alimentazione eubiotica, ne è stato sperimentato il consumo a metà mattino e metà pomeriggio, anche se, in base a quanto precedentemente descritto in relazione alle associazioni alimentari da evitare, risulta sconsigliabile solo l'associazione con il pasto proteico serale.

Alimentazione, minerali e colinesterasi

Recentemente diversi nutrizionisti di scuola statunitense hanno descritto che alcuni minerali influenzano l'attività del sistema nervoso autonomo.
Secondo le ricerche di questi autori, i livelli tessutali di calcio e potassio, e il valore del loro rapporto, danno informazioni utili circa l'attività del parasimpatico e del simpatico, correlandosi l'elevazione dei livelli tessutali di calcio e la diminuzione di quelli

del potassio con un ipertono parasimpatico, mentre una situazione mineralologica generalmente opposta alla precedente è rilevabile in caso di iperattività simpatica.
L'applicazione di questi principi ha evidenti conseguenze sulla determinazione qualitativa della dieta nei diversi casi; dal momento che calcio e potassio svolgono rispettivamente una azione di stimolo sul parasimpatico e sul simpatico, l'accertamento, attraverso l'esecuzione di un mineralogramma, della presenza di un elevato livello tessutale di calcio in una condizione di obesità ginoide, comporterà la limitazione nel consumo di quegli alimenti che risultano essere particolarmente ricchi in calcio e poveri di potassio (tabelle 7 e 7.1).
Analogamente occorrerà prestare attenzione alle modalità di cottura di alcuni alimenti, per evitare che si verifichino importanti perdite di potassio; ci riferiamo in particolare alle patate, fra le più importanti fonti alimentari di questo minerale (550-600 mg/100 gr di prodotto crudo), la cui bollitura senza la buccia determina un passaggio di potassio nell'acqua di cottura quantificabile fino al 60 per cento di quello contenuto.

Anche la valutazione del livello ematico di colinesterasi, enzima che inattiva l'acetilcolina, mediatore chimico del sistema nervoso parasimpatico, può influenzare la scelta qualitativa degli alimenti.
Nell'obesità ginoide, il riscontro laboratoristico di bassi livelli di questo enzima, dovrà orientare verso una assunzione privilegiata di alimenti ricchi di B2 e B3, vitamine che ne facilitano la produzione, mentre dovrà essere limitato il consumo di melanzane, pomodori e, soprattutto, di patate per il loro contenuto in sostanze capaci di inibire la colinesterasi.

Tabella 7 - Contenuto in mg di calcio e di potassio per 100 g di parte edibile.

FORMAGGI	Ca	K	FORMAGGI	Ca	K
Parmigiano Reggiano	1340	81	Taleggio	562	121
Parmigiano Grana	1290	–	Gouda fresco	560	100
Pecorino Romano	1160	94	Formaggino meno grasso	536	181
Emmenthal	1066	57	Stracchino	474	69
Caciocavallo	924	–	Pecorino fresco	470	129
Pecorino da grattugia	923	–	Formaggino	450	65
Fontin	870	89	Certosino	440	125
Caciottina fresca di pecora	862	198	Mozzarella	403	38
Provoloncino dolce	850	108	Ricotta fresca di vacca	394	–
Crema Bel paese	806	–	Pastorella	360	–
Provolone piccante	789	79	Provola affumicata	290	36
Edam stagionato	750	100	Fior di latte	162	–
Provolone dolce	731	–	Formaggino tipo Cottage	94	85
Robbiola	704	96	Ricotta Romana di Pecora	84	37
Edam fresco	675	100	Mascarpone	68	53
Bel paese	640	111	Montasio	–	–
Caciotta toscana	618	68	Asiago	–	–
Gorgonzola	612	172	Bra	–	–
Gouda stagionato	600	100	Fiocchi di latte magro	–	–

Tabella 7.1 - Contenuto in mg di calcio e di potassio per 100 g di parte edibile.

LATTE	Ca	K
Latte di pecora	204	–
Yougurt bulgaro	166	222
Latte di bufala	160	–
Yougurt da latte magro	152	182
Yougurt magro alla frutta	140	–
Yougurt da latte intero	139	169
Latte di vacca intero	124	136
Latte di vacca parz. scremato	120	170
Latte di vacca magro	120	150
Latte di intero vitaminizzato	110	136
Latte di vacca parz. screm. vit.	110	170
Latte di Capra	110	200
PRODOTTI DELLA PESCA		
Sardine sott'olio	613	–
Acciughe salate	364	144
Latterina	324	56
Torpedine	322	–
Luccio	267	110
VERDURE E ORTAGGI		
Foglie di rapa	169	–
Cicoria da taglio	150	180
Agretti o roscani	131	–

Bibliografia

Bolton R.P., Heaton K.W., Burroughs L.F.: *The Role of Dietary Fibre in Satiety, Glucose and Insulin: Studies With Fruit and Fruit Juice*, Am. J. Clin. Nutr. 34:211, 1981.

Crapo P.A., Reaven G., Olefsky J.: *Plasma Glucose and Insulin Responses to Orally Administered Simple and Complex Carbohydrates*, Diabetes 25:741, 1976.

Crapo P.A., Reaven G., Olefsky J.: *Post-Prandial Plasma Glucose and Insulin Responses to Different Complex Carbohydrates*, Diabetes 26:1178, 1977.

Ferlito S.: *La regolazione nervosa del metabolismo*, Ed. SEU, Roma, 1985.

Fernstrom J.D.: *Effects of the Diet on Brain Neurotransmitters*, Metabolism 26:207, 1977.

Fernstrom J.D.: *Diet-Induced Changes in Plasma Amino Acid Pattern: Effects on the Brain Uptake of Large Neutral Amino Acids, and on Brain Serotonin Synthesis*, J. Neural Trans., Suppl. 15:55, 1979.

Fernstrom J.D., Faller D.V., Shabshelowitz H.: *Acute Reductions in Brain Serotonin and 5-HIAA Following Food Consumption: Correlation With the Ratio of Serum Tryptophan to the Sum of Competing Neutral Amino Acids*, J. Neural Trans. 36:113, 1975.

Fernstrom J.D., Wurtman R.J., Hammarstrom-Wiklund B., Rand W.M., Munro H.N., Davidson C.S.: *Diurnal Variations in Plasma Neutral Amino Acids Concentrations: Effect of Dietary Protein Intake*, Am. J. Clin. Nutr. 32:1912, 1989.

Fidanza F., Liguori G.: *Nutrizione umana*, Idelson, Napoli, 1981.

Guyton A.C.: *Textbook of Medical Physiology*, Sixth Edition, W.B. Saunders Company, Philadelphia.

Haber G.B., Heaton K.W., Murphy D., Burroughs L.: *Depletion and Disruption of Dietary Fibre. Effects on Satiety, Plasma-Glucose and Serum-Insulin*, Lancet 2:679, 1977.

Kay R.M.: *Food Form, Post-Prandial Glycemia and Satiety*, Am. J. Clin. Nutr. 31:738, 1978.

Muller E.E.: *Nutrizione e funzione neuroendocrina*, Atti del Corso "Nutrizione e Cervello", Como, 1990.

Pardridge W.M.: *The Role of Blood-Brain Transport of Tryptophan and Other Neutral Amino Acids in the Regulation of Substrate-Limited Pathways of Brain Amino Acid Metabolism*, J. Neural Trans., Suppl. 15:43, 1979.

Wurtman R.J.: *Nutrienti che modificano la funzione cerebrale*, Le Scienze 166:54, 1982.

7
Dieta e obesità androide

Alimentazione, neurotrasmettitori e asse ipotalamo-ipofisi-surrenali

Nell'obesità androide c'è un orientamento anabolico del metabolismo legato all'iperattività dell'asse ipotalamo-ipofisi-surrenali, e all'iperinsulinismo che a tale situazione consegue per adeguamento funzionale alla neoglucogenesi indotta dai glucocorticoidi. La spinta anabolica è sostenuta peraltro dalla frequente coesistenza di un aumento della fame e, conseguentemente, di un eccesso di substrati.

Il controllo apicale dell'asse ipotalamo-ipofisi-surrenali è svolto dai neuroni peptidergici ipotalamici secernenti CRF; a sua volta l'attività di questi neuroni è regolata da vie neuronali monoaminergiche e gabaergiche. La noradrenalina e il GABA inibiscono la liberazione di CRF, mentre la serotonina ne facilita il rilascio (figura 18).

Tenendo presente che l'alimentazione può modificare il tono centrale dei neurotrasmettitori, nell'obesità androide le scelte dietetiche dovranno essere tali da garantire un aumento del tono naradrenergico e gabaergico a livello dell'ipotalamo.

Per quanto riguarda la noradrenalina, è già stato descritto precedentemente che i pasti proteici, specie quelli ad elevato tenore in fenilalanina e tirosina, aumentano la sintesi cerebrale di questo neurotrasmettitore; nel caso del GABA invece, l'individuazione di una condotta alimentare atta ad incrementarne la sintesi necessita di alcune considerazioni preliminari.

L'acido gamma-aminobutirrico (GABA) si forma per decarbossilazione dell'acido glutammico; questa reazione è catalizzata da un enzima, la glutammico-decarbossilasi, che è piridossina dipendente.

Il GABA può a sua volta rientrare nel ciclo dell'acido citrico mediante la conversione in semialdeide succinica a opera di una transaminasi anch'essa piridossina dipendente; dal momento però che quest'ultima reazione è reversibile, mentre la decarbossilazione è al contrario essenzialmente irreversibile, la sintesi di GABA risulta essere in stretta correlazione con l'apporto nutrizionale di acido glutammico e piridossina.

La scelta qualitativa degli alimenti quindi, analogamente a quanto detto per la noradrenalina, dovrà tenere conto della composizione aminoacidica delle diverse proteine, e dovrà essere privilegiato il consumo di quelle ricche dell'aminoacido precursore.

Mentre le proteine, come abbiamo visto, assumono un ruolo importante nella dieta del soggetto affetto da obesità androide, negli stessi individui andrà ridotto il consumo di carboidrati, e questo per l'influenza positiva che essi esercitano sulla sintesi di serotonina cerebrale.

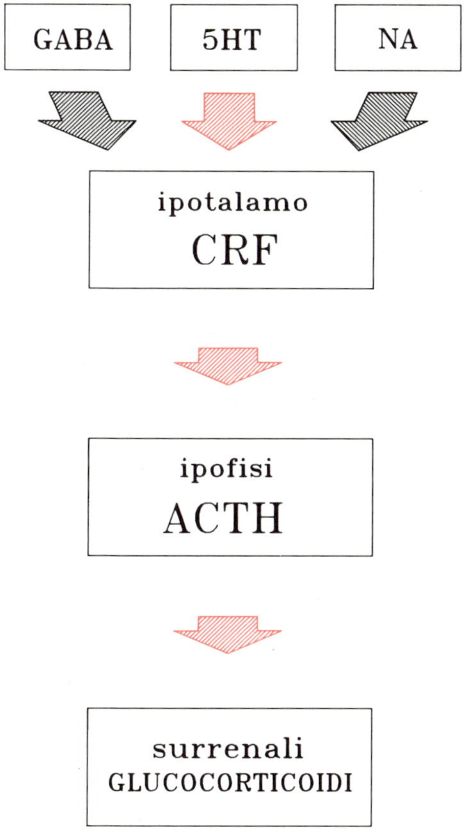

Figura 18 - Schema della regolazione dell'asse ipotalamo-ipofisi-surrene. Alle frecce rosse corrisponde un'azione stimolatoria, a quelle nere un'azione inibitoria.

Per quanto riguarda l'apporto consigliato di piridossina, poichè il suo fabbisogno aumenta parallelamente alla quantità di proteine ingerite, sarà opportuno prevederne una introduzione legata alla quota proteica della dieta (20 microgrammi per grammo di proteina) piuttosto che alla quantità di calorie introdotte (0,5 mg per 1000 chilocalorie).
Le verdure andranno preferibilmente consumate crude, perchè la cottura riduce sensibilmente il loro contenuto in piridossina.

Orari e composizione qualitativa dei pasti

Nella nostra esperienza, tenendo conto di quanto precedentemente motivato circa la necessità di adottare, nell'obesità androide, un regime alimentare relativamente iperproteico e ipoglucidico, abbiamo consigliato di consumare sia a pranzo che a cena un pasto prevalentemente proteico associato a verdure.

L'apporto giornaliero di glucidi, prevalentemente complessi, è stato ridotto a 80-100 grammi; ciò per prevenire la chetosi e i disturbi che questa condizione può indurre (cefalea, depressione, iperuricemia).

Il consumo della quota di carboidrati è stato comunque sconsigliato in associazione a quello delle proteine perchè i pasti standard sono seguiti da una aumentata secrezione di ACTH e di cortisolo; per tale motivo, oltre quello già precedentemente considerato e relativo alla liberazione di HGH, l'assunzione della quota glucidica è stata destinata alla prima parte della giornata.

Il consumo di grassi, analogamente per quanto stabilito nel caso dell'obesità ginoide, è stato previsto nella misura del 20-25% della quota energetica globale, e ne è stata consigliata la ripartizione a pranzo e cena.

Bibliografia

Ganong W.F.: *Fisiologia medica*, Piccin Editore, Padova, 1977.

Endorfine, a cura di Gessa G.L. e Nisticò G.: Pythagora Press, Roma-Milano, 1987.

Fidanza F., Liquori G.: *Nutrizione umana*, Idelson, Napoli, 1981.

Muller E.E.: *Nutrizione e funzione neuroendocrina*, Atti del corso Nutrizione e Cervello, Como, 1990.

Scapagnini M., Canonico P.L., Ferrara N.: *Psiconeuroendocrinologia*, Liviana Editrice, Padova, 1982.

Davidson S., Passmore R., Brock J.F.: *Human Nutrition and Dietetics*, Churchill-Livingstone Ed., Edinburgh, 1972.

Mc Jean Baird, Parsons R.L., Howard A.N.: *Clinical metabolic studies of chemically defined diets in the management of obesity*, Metabolism, 23: 645, 1974.

Silverstrone J.T.: *Obesity: its Pathogenesis and Management, Medical and Technical Publishing*, Co. Ltd., Lancaster, England, 1975.